日本の看護教育の始まり

高木兼寛と有志共立東京病院看護婦教育所

芳賀佐和子
HAGA Sawako

看護の歴史ライブラリー

看護の科学新社

はじめに

皆さんは、「自分の学校の歴史に興味や関心はありますか」と聞かれた時、どのように答える自分を想像するでしょうか。

筆者は、「慈恵は歴史のある学校だから」とすすめられて入学し、学校と寮生活では、時間厳守や整理整頓、清潔、挨拶、授業、試験、実習など厳しかったが楽しい日々を過ごしたことを覚えている。

卒業後は東京慈恵会医科大学附属病院の内科病棟に勤務し、その後、母校の看護教員として後輩の指導にあたることになった。一九七七（昭和五十二）年、当時の学校長から百年史編纂の提案があり、メンバーの一人になった。それまでに、慈恵の看護の歴史をまとめた本はなかった。

筆者の看護歴史研究への道はこのようにして始まった。テーマは「慈恵の看護教育の歴史を明らかにすること」であり、この道は遠く、現在も続いている。

本書では、今までの研究活動を通して明らかになった、慈恵の看護教育の草創期を取り上げた。それは、看護教育がいつ、誰によって、どのような思想のもとに開始されたかを探ることが、現在を考え未来に向かう力になるのではないかと考えたからである。

最初の作業は、「学校はいつ開設されたか」を明らかにすることであった。それには史料が必要である。歴史研究の第一は、史料の探索にあるといっても過言ではない。明治時代の資料『東京慈恵医院報告書』を読み、開設時期が書いてある文章を探したが、特定できる文面はなかった。さらに史料はないかと考えたところ、学校にある誰も開けたことのないロッカーの存在に気づいた。中に、長い間開けられることを待っていたかのように、和紙に墨で書かれた一次史料が見つかった。この史料から、看護婦教育所は一八八五（明治十八）年に開学したことが明らかになった。この学校は、日本で最初に創設された看護学校であった。

慈恵の看護教育は、明治の初期に、学祖高木兼寛が英国のセント・トマス病院医学校に留学し、病院に倣って施療病院を設立し、成医会講習所並びに有志共立東京病院看護婦教育所を開設したことに始まる。

調べがすすむと、開設当初の教育所は、ナイチンゲール・トレイニング・スクールと類似している点がいくつもあることに気づいた。

最初の看護指導者は、宣教師・教師として来日していたアメリカ人女性リードであった。リードは、同窓会誌『恵和会報』に「リード女史は米国において、ナイチンゲール看護婦教育を受けられた方でありますから……」と書かれていた。高木兼寛は、ナイチンゲールの考えを教育に生かす看護婦の人選に奔走したことであろう。

リードについては、フルネームや出自など史料として残っているものはほとんどなく、日本はもとより、米国の史料も探し続けた。

一九七八（昭和五十三）年からは、「慈恵における看護教育史」を雑誌に発表し、学会発表にも参加した。そして、一九八四（昭和五十九）年十月には、『慈恵看護教育百年史』の発行にこぎ着けた。しかし、調べれば調べるほど分からないことが出てくる。

最終的にリードのフルネームなどが明らかになったのは、二〇一五（平成二十七）年の「慈恵看護教育百三十年式典」の三日後であった。リードの墓地が米国コネチカット州で見つかったのである。なんと長い道のりであったことか。

二〇一五（平成二十七）年十一月には、『慈恵看護教育百三十年史』を刊行した。

今、看護歴史研究を続けてきて思うことは、史料を探すことの大切さ、困難さである。その意味から、本書では［コラム］に史料探しの体験を記述した。史料を探す過程では時代背景に思いを馳せ、史料の存在を確かめ、自分で直接その史料を手にすることが大事だと思う。

慈恵の看護教育の草創期は、ナイチンゲールの看護婦教育を導入したことや、日本で最初に創設した学校であることなど、私学としての独自性をもっていた。それ故に、本書が看護教育のあるべき姿を模索する上でのヒントとなれば幸いである。

凡例

・本書では、「看護師」の名称について、使用された時代の名称のままに記述した。従って「看病婦」や「看護婦」の表現を採っている。
・引用した史料は明治時代のものが多いため、常用漢字として変換できない旧字体は、新字体に変換して使用した。
・引用文中の筆者注については〔　〕で示した。

目次

第一章　高木兼寛と有志共立東京病院
看護婦教育所の創設

一　英国留学と帰国後の活動

生い立ち

東京慈恵会医科大学の学祖高木兼寛《たかきかねひろ》は、一八四九（嘉永二）年九月十五日、日向国東諸県郡穆佐村白土坂（現・宮崎市高岡町穆佐）で、父喜介と母園の長男として生まれた。十八歳の時に鹿児島に出て、蘭方医石神良策の門に入った。その後、戊辰の役を経験し、西洋医学導入の必要性を痛感し、一八六九（明治二）年に鹿児島医学校に入学した。間もなく英医ウイリアム・ウイリス（William Willis, 一八三七〜一八九四）が校長として招かれ、高木は英国流の教育を受けることになった。

恩師ウイリスは、一八六二（文久二）年、英国領事館付医官として来日した。一八六九（明治二）年に鹿児島医学校の教官として着任、高木兼寛の生涯の師となる。高木はウイリスから英国の医療の思想を学び、留学を志し、ウイリスが高木の留学を助けたのである。ウイリスは一八七七（明治十）年に帰国した。

一八七二（明治五）年にウイリスが作成した薩摩政府宛の文書〔貧民のための病院（施療院）設置に関する建言〕には次の文章が見られる。

西洋におけるほとんどの文明国には次のような表現があります。すなわち「病人を看護する体制、および一般の寄付による病院での治療体制によって、その国の文明度や開明度がわかる」というものです。この表現の意味するところは正しく、世界中の善意ある人々の注目に値するものです。

高木はウイリスのこの考えに影響を受けたに違いない。ウイリスもまた、高木の将来を考えて英国への留学をすすめた。

高木の成医会講習所や施療病院や看護婦教育所を開設するという思想は、ウイリスの教えと英国留学の経験から培われたものであろう。

英国留学

高木兼寛は一八七二（明治五）年に上京し、留学を視野に海軍軍医となった。そして、その年の六月には、石神良策の媒酌で瀬脇寿人の長女富と結婚した。

高木は、一八七三（明治六）年に、英国から海軍病院の軍医学校教官として招かれたウイリアム・アンダーソン（William Anderson, 一八四二〜一九〇〇）の推薦により、アンダーソンの母校であるセント・トマス病院医学校に留学することになった。

アンダーソンの著書で、海軍医務局から発行された一八七九（明治十二）年印刷『看病要法』は、彼が海軍病院において「看病夫」に講義を行った時の内容が書かれている。この本の存在から、アンダーソンは看護を理解し、教える立場にいたと考えられる。

一八七五（明治八）年六月には英国留学が決定し、二十七歳の高木は海を渡った。十月にロンドンに到着し、セント・トマス病院医学校に入学した。

高木は、五年間の英国留学を終え、一八八〇（明治十三）年十一月五日に帰国し、東京海軍病院長に就任した。高木はセント・トマス病院医学校を優秀な成績で卒業したが、留学中の生活で学問と英国の文化、思潮、社会や医学・看護の状況などを見聞し、視野を広めたことは彼にとって大きな収穫であった。

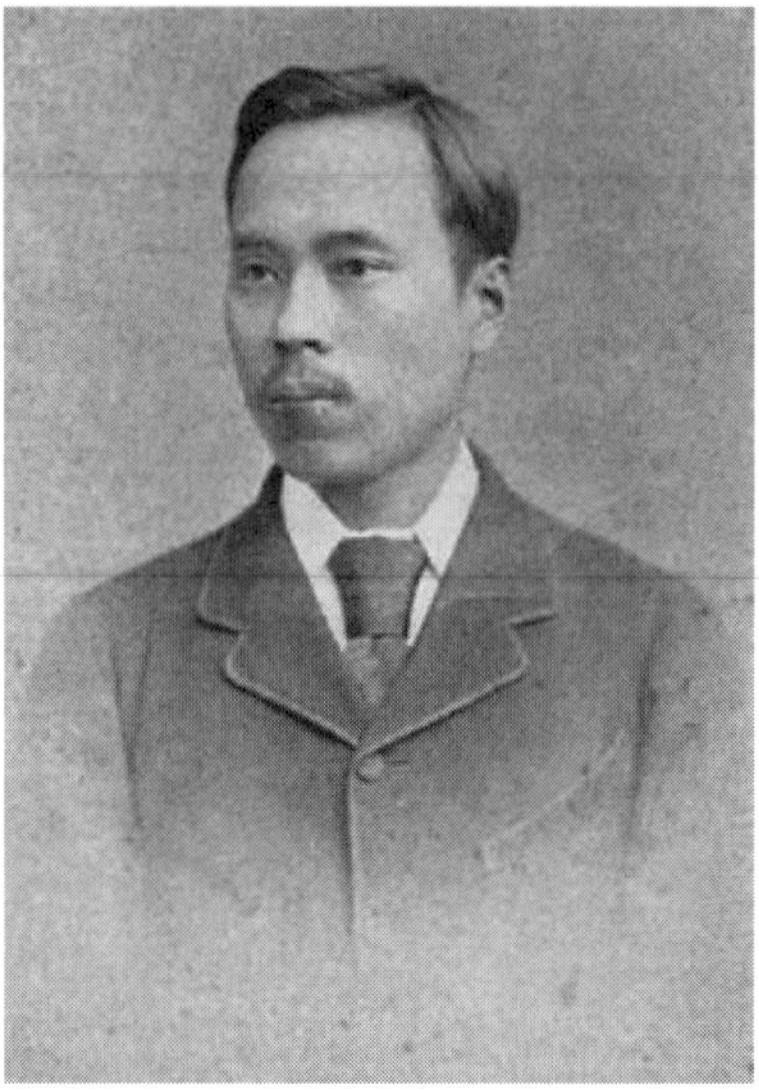

写真 1-1　英国セント・トマス病院医学校に留学していた 1877（明治 10）年頃の高木兼寛（東京慈恵会医科大学所蔵）

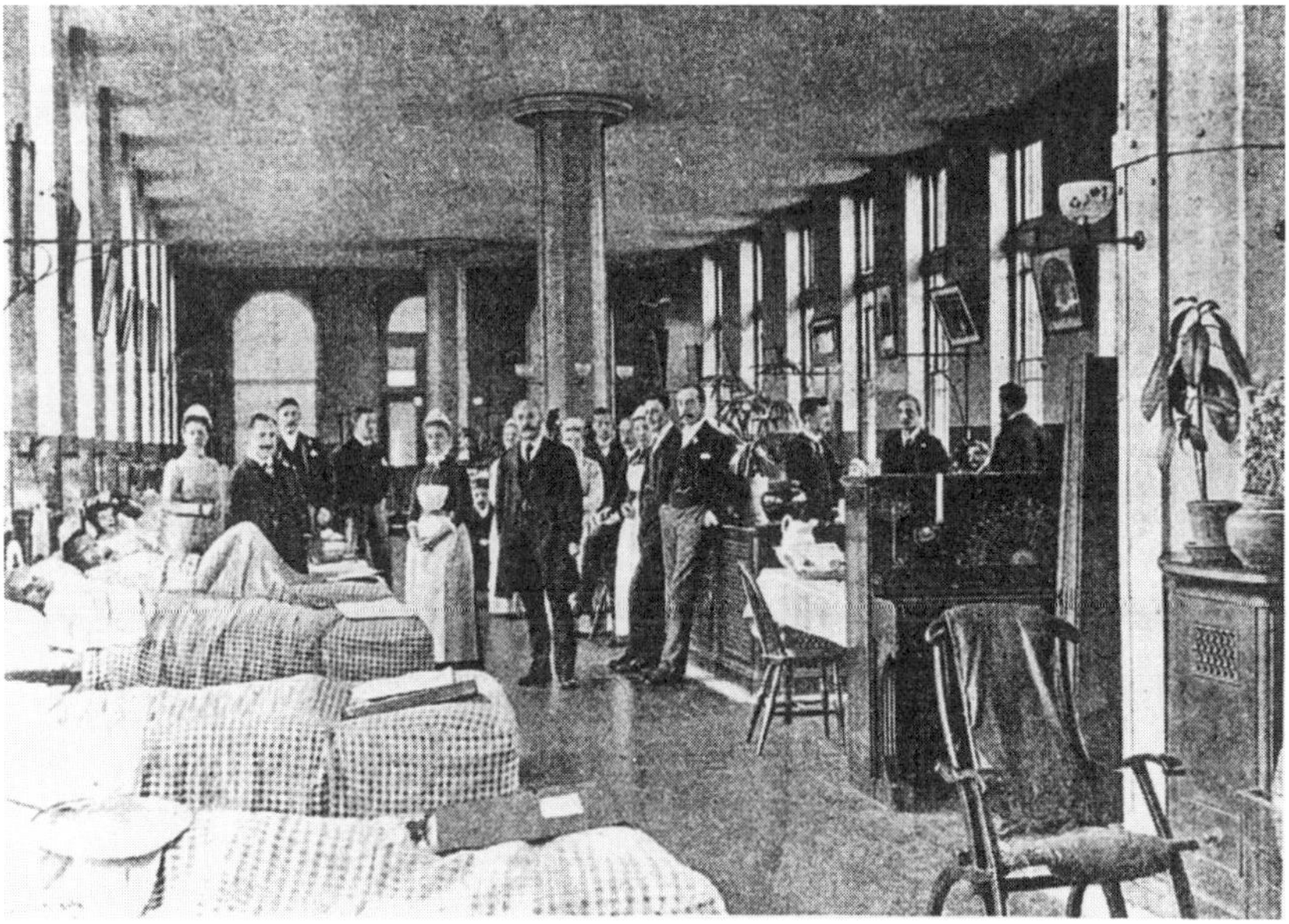

写真 1-2　高木が留学していた当時のセント・トマス病院。ナイチンゲール病棟の内部では医師と看護婦が協働している。高い天井、ベッドごとの窓、中央の記録台はいずれも病棟の特徴である。（東京慈恵会医科大学所蔵）

成医会の設立

帰国後の高木の活動には目覚ましいものがある。一八八一（明治十四）年一月に、「医風を改良して学術を講究する」ことを目的とし、松山棟庵（一八三九〜一九一九）と成医会をつくった。

その松山の著作である『初学人身窮理』（一八七六年発行）の第十六章に、看病人之心得が加えられている。それには次のように書かれている。

「医生ヲ教育スル為ニ世ニ堂々タル学校ノ設アレドモ看病人ヲ教育スル為ニ更ニ学校ノ設ナキハ実ニ歎惜ス可キコトナリ故ニ今天下ノ婦女子ヲシテ多少養生法ヲ知ラシムレハ聊カソノ欠点ヲ補フニ足ル可シ……

看病人ノ職務ヲ詳ニ掲示スベシ」

そしてこの次に、〔入浴〕〔食物〕〔空気〕〔温度〕〔静閑〕の項目について記述されている。人体の解剖生理とはあまり関係ないと思われる看病人の心得を記述している松山は、以後、高木のよき協力者となったのである。

一八八三（明治十六）年には、成医会文庫の設立が決議され、文庫設立委員七名のなかにヘボン（James Curtis Hepburn, 一八一五〜一九一一）、の他、アメリカ人医師二名が選出され、成医会および成会文庫ともに外国人医師と深い繋がりをもっていたことが分かる。

さらに、一八八四（明治十七）年十月一日に、外国人医師八名の入会申し込みがあった。この日は成医会の親睦会が築地の精養軒で開かれ、席上ヘボン博士は、明治十七年発行の『成醫會月報第三十三號』によると「余ハ二十五年前貴邦ニ渡来セシガ當時貴邦ノ醫學ハ甚ダ幼穉《ようち》ナリシカ今日ハ隆盛ニ至リ又此盛宴ニ陪スルハ犀生《さいせい》ノ喜ナリ」と祝辞を述べている。また、同年十月八日の例会では、高木会長がヘボンを含む二名を名誉会員に推薦し会員の賛同を得ている。高木とヘボン博士は医学を通じての交流があった。

ヘボンは、アメリカ長老教会に所属する宣教医である。一八五九（安政六）年十月に来日し、施療所を開き、眼科や内科、外科の患者を治療した。

アメリカ長老教会所属の宣教師リードが有志共立東京病院と関わりをもつにあたって開催された宣教師会議の出席者には、ヘボンの名が見られる。

ヘボンは、日本語の研究および英和辞典の編集を行ったことでも知られている。そして、高木の主宰する成医会の会員として活動する一方、長老教会ジャパン・ミッションにあっては責任者としての役割を果たすとともに、一八八九（明治二十二）年〜一八九一（同二十四）年には明治学院総理を務めた。

高木が帰国後最初に発足させた成医会は、多くの会員を得て現在も続いている。

成医会講習所の設立

高木は、成医会の例会で医学生の教育を行う講習所の設立を提案した。そして、一八八一（明治十四）年五月、京橋区鑓屋町十一番地の東京医学会社の一部を借りて、内務省の医術開業試験を目指す学生のための夜間医学校を設立し、成医会講習所と称した。

学校では、英医学が採用された。成医会講習所の規則では「一般医学を講習し実地医術を研究する」とあり、「生徒は定期性と定期外生の二種とし、定期生の新入は毎年九月十五日と定め定期外生は臨時の入学を許す」とある。定期生の修学年限は四年であった。初期の定期生の応募は百名ほどであったという。一八八五（明治十八）年の最初の卒業生は七名であった。

定期外生は、高木が英国で体験した女性医師の活動を踏まえて、日本女性も医師として活動できるのではないかと考えてのことであった。そして、定期外生として東京（竹橋）女学校を卒業した優秀な二人を選抜し、入所を許可した。また、宮城県で医師の家に生まれ、眼科と産科を学ぶために上京し、戸塚文海の塾生であった山崎富子が短期間であったが講習所で学んだことが判っている。

成医会講習所は、現在の東京慈恵会医科大学の礎である。

有志共立東京病院の設立

高木は、一八八二（明治十五）年には民間で唯一の施療病院である有志共立東京病院を設立し、診療を開始した。

当時の看護婦の状況は、『東京慈恵医院第一報告』によると、一八八一（明治十四）年六月に開催された委員会で「病院設立維持法」を検討し、「看護婦十名一カ月給料　金五十円」を計上している。また、一八八二（明治十五）年七月に東京府知事に出された「有志共立東京病院設立願」の「入院規則」によると、「病室ヲ二種ニ別チ一ヲ内科室トシ一ヲ外科室トナス」「室内看護婦ヲ置キ病者ヲ介抱セシムレドモ大病ニシテ親戚或ハ朋友ノ附添看病ヲ願フ時ハ許スコトアルベシ。但附添人ノ食料其他ノ入費ハ自弁タルベシ」という項目があり、病院には看護婦を置き看病にあたることが明記されている。看護婦に関する具体的な記録は一八八二（明治十五）年十一月の例会の記録から見られるようになる。「病室ニ看病婦長一人ヲ置キ看病婦市村ツ子ヲ之ニ充今月給金六圓を支ヲ給スル事」「看病婦遠藤クラヘ金壹圓を賞与スル事」とあり、その後も試験により看護婦を雇い入れた記録はあるが、どのような教育を受けた人たちかは明らかでない。

一八八三（明治十六）年に東京府病院の跡地に移転した有志共立東京病院は、皇室の援助のもとに病院の組織に総長を置くことを決定し、有栖川宮威仁《たけひと》親王殿下を戴き、一八八四（明治十七）年四月十九日に開院式を行った。来賓には、伊藤博文、井上馨など大臣が多数参列している。招待状に示された病院名の英文は「Tokyo Charity Hospital」であった。この式で高木兼寛は、来会者へのお礼を述べた後に次のような演説をした（『東京慈恵医院第一報告』）。

「……施療病院永遠ヲ計ルニハ動カサル者ヲ基礎トセサルヘカラス動カサル者トハ何ソヤ社会ノ義務慈恵則チ是ナリコレヲ以テ本院ハ義務慈恵を以テ其ノ基礎ト致セシナリ」と病院存続の根本理念は「慈恵」にあると熱く語った。

一八八七（明治二十）年には皇后陛下（後の昭憲皇太后）のご配慮を賜り、有志共立東京病院は「東京慈恵医院」と改称した。

成医会を立ち上げ、成医会講習所で医学教育を開始し、有志共立東京病院を開院した高木は、次に看護婦養成事業に取りかかった。

二　有志共立東京病院看護婦教育所設立の経緯

英国での体験

英国留学当時二十七歳であった高木兼寛は、さまざまな体験をしたと思われる。看護教育との関連でいくつかを紹介する。

その一つは、やがて高木が大きな決断をすることになるキリスト教との出会いである。

キリスト教については、一九一四（大正四）年発行の『成医会月報』の中で高木自身が次のように語っている。この時高木は六十七歳であった。

「外国の人が懇意になりますとお前の信仰しているものは何かと尋ねる。ところが自分は神道を信ずるともよう云わず、仏教を信ずるともよう云わず、儒教を信ずるともよう云わず、兎に角判然した答えができない、その中にデニソンという年老いた方が在って、お前は土曜日に宅へおいでなさい、さすれば自分がバイブルを共に読んでみようと言うことでありました。それは大変有難い、内心はどんな考えをもっていたかと云うと是は英語の稽古に大変都合が良い、月謝も払わずにできるから誠に好都合であるからというような軽薄な考えを以てこの親切に接した訳であった。しかる所が日曜になると寺に同行しようと云われ、それもまた味わうがよいと思ってそれじゃあ願いましょうと云った、ところが彼方では寺に往くのでも一人前の座席に就いて年にいくらとか月にいくらとか費用を醵出しなければならぬことになって居るのであります。其費用も出されて雨の降る日は馬車に乗せて連れて行く、六カ月の間はこの御方の話が深く私の耳に逆ふてならぬ、どうも理屈があわぬ、自分は科学的万能の考えで居るから神秘的の御話は耳に逆ふて会得ができなかったのであります、六カ月の間　抗辯《こうべん》（※筆者注：意味や解釈）を試みたがしばらくして、成る程この五尺の身体に宿っている所の頭脳は誠に小さいものので宇宙を知るなどということは無論不可能のことである、況《いわんや》先輩の大家は遥かに優れた人である。その方の云いなさること、信仰なさることを此の凡夫の我々が云うのは間違いであると云う観念が自ら判ってきた、故にその後は唯教の儘《まま》に致しておったのであります。是に至って初めて人がお前は何を信仰するかと問うた時に私は未だ是と申すことはできませぬが先ず寺に日曜日にも土曜日にも寄っているような仕合である、ああそうか、それは誠によいことである、……英国に置ける総ての思想、即ち宗教を基礎とせる施設に直接接して成る程是でなければならぬという心持ちが十分起こったのであります。日本に帰ってから慈恵医院を建てる時に是に寄って人民を救済せんと欲した。この救済は下級労働社会の健康を保護してもって国益を計るのである。単に病んで難儀するからこれを救うというばかりでなく、救い得て健康なる国民をつくって国の生産力を発達せしめ、もつて国の富強を計らなければならぬという精神で慈恵医院という医院を起すの基を開くということに奮闘した、それから医学を以て十分に人の病気を治し疾病を治療するということについては看護婦の必要がある。是もつくらねばならぬという観念を起こしたからこれにおいて看護婦養成ということに着手した。是等がそろった所で初めて医業ができるのである。病人が出来ても一に看護二に医師と言うくらい看護の業が大切だから看護婦を養成することに努めることになった。また、一方に医学校というものをつくり、三つがそろえば先ず我が同胞の疾病を救済すると共に国家を益することができると深く信ずることが出来た。故に之を計ったのであります。ここらは全くデニソンと言う方の親切が自分をして其のごとき境遇に至らしむることになったのであります。即ち諸君の今日の基礎を開いたのは宗教の念が之を為さしめたということは間違いないのであります」

高木はクリスチャンにはならなかったが、英国においてキリスト教に触れてキリスト教を深く理解し、人にとっての宗教の意味を考えたようである。

二つには、ナイチンゲール思想との出会いである。高木は、セント・トマス病院医学校在学中、病院内にある一八六〇年にナイチンゲールが創立したナイチンゲール・トレイニング・スクールを見聞した。高木が留学していた時期は、学校開設後、十五〜二十年が経っていた。卒業生はすでに臨床で看護を実践していたので、高木はナイチンゲール病棟で働く看護婦の姿を見て、その必要性や重要性を肌で感じたのではないかと考えられる。

ナイチンゲールはクリミア戦争後に、職業としての看護婦を訓練する必要性を痛感し、ナイチンゲール基金による看護婦学校を設立した。ナイチンゲールは、当時の英国女性が自立した生活を送るためには経済的自立が必要と考え、そのためには職業をもつこと、そして職業は看護が適していると主張した。そして、看護婦になるための訓練を受けることを女性たちにすすめた。

一方で、ナイチンゲールは看護を学問的専門職業にするために、すぐれた人格と能力を備えた女性の育成をめざした。看護は実践の学問であり、実践を通してしか学び得ないと考え、理論と実践を結びつけたカリキュラムと教育方法を取り入れることを主張した。当然「看護」についての教育は看護婦が行うこととした。訓練の場は、医師の協力が得られるセント・トマス病院を選んだ。

入学生の選抜は厳しく評価され、年齢は二十五〜三十五歳とされた。上流婦人の中から選ばれた特別予科生は、見習い期間一年を経て、二年の学びの後に看護婦として独り立ちできるよう教育された。当然、評価は段階的にことのほか厳格であった

生徒は寄宿舎で生活し、生活の場を通して訓練を受けた。そして、宗教や主義から独立し、一職業人として確立することをめざした。

高木がナイチンゲールの思想をどのように学んだかは明らかでないが、帰国後開設する看護婦教育所には、ナイチンゲールの影響を受けたと思われる点が随所に見られる。

また、高木が学んだセント・トマス病院は、一八七一年に建築されていたが、病院はナイチンゲールの病院建築に関する考えが反映されている。彼女はクリミア戦争の体験をもとに『病院覚え書』を書き、「病院がそなえているべき第一の必要条件は、病院が病人に害を与えないことである」と主張している。そして、病院病の原因となる四つの欠陥として、屋根の下の病人の密集、ベッドひとつあたりの空間の不足、新鮮な空気と光線の不足を挙げ、「病院建築の原則」に則り、病棟はパビリオン方式を提案した。これらの考えを具体化したセント・トマス病院南病棟は、ナイチンゲール病棟と呼ばれ、看護婦生徒の実習も行われた。

高木は英国でさまざまな経験を積み、病院建築についても日本との相違に驚いたに違いない。そして、日本の将来の医療のあり方について想いを巡らせたことであろう。

その高木が、帰国する年の一八八〇（明治十三）年にロンドンのリッピンコット社から発行されたアメリカで最初の看護テキストである『A HAND-BOOK OF NURSING FOR FAMILY AND GENERAL USE』（以下ハンドブック・オブ・ナーシング）を買って帰国した。この本は、アメリカのコネチカット看護学校の教員がナイチンゲールの思想をもとに作成した看護の教科書で、イギリスで発売された本である。やがて高木の開設した看護学校でもテキストとして使われた。

婦人慈善会の協力

有志共立東京病院の創立は人々を感動させ、伯爵夫人・伊藤梅子、同井上武子、同松方満佐子、同大山捨松、同西郷清子、同山田龍子、同大木朋子、同川村春子、同佐々木貞子、同柳原初子、公爵夫人・鍋島栄子、男爵

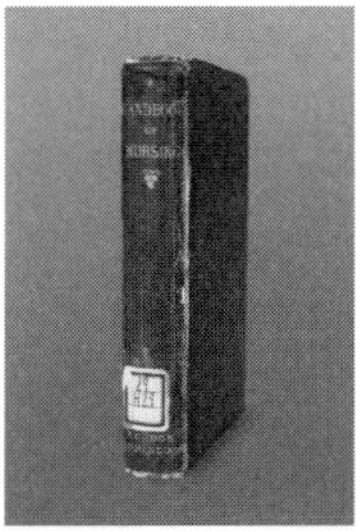

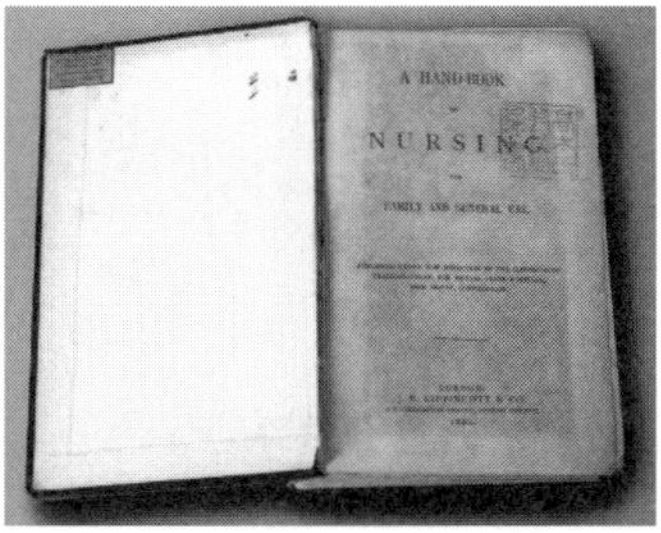

写真1-3　アメリカで最初の看護テキスト『A HAND-BOOK OF NURSING FOR FAMILY AND GENERAL USE』高木兼寛は英国留学帰国時に、リッピンコット社から発行されたこの本をロンドンの書店 RICHARD KIMPTON で購入し、持ち帰った。（東京慈恵会医科大学所蔵）

夫人・長岡知久子、伯爵夫人・前田淑子が委員となり、「在院婦嬰患者の療養資金を寄附する」ことを目的として、一八八四（明治十七）年五月に「婦人慈善会」が組織された。総長は有栖川宮熾仁《たるひと》親王妃董子《ただこ》殿下であった。

婦人慈善会の会員が有志共立東京病院を訪れたとき、その中に大山巌夫人の捨松もいた。大山捨松（一八六〇～一九一九）は一八七一（明治四）年に岩倉使節団とともに渡米し、一八八二（同十五）年六月にヴァッサー・カレッジを卒業後、帰国前の七月から五カ月間、ニューヘブン病院附属コネチカット看護婦養成学校に短期留学し、同年十一月二十一日に帰国した。捨松は留学中に、寄宿先のレオナルド・ベーコン牧師から受洗している。一八八三（明治十六）年六月には長老教会の宣教師に任命された。その後、十一月に陸軍卿・大山巌と結婚した。当時、大臣夫人たちは、婦人慈善会を結成し、活動していた。

病院を訪れた大山捨松は、自身の体験から高木兼寛に看護婦の必要性を説いたところ「資金がない」とのこと、捨松はそのことを引き受け、留学中にコネチカット州ニューヘブンの「アワー・ソサエティ」で学んだ経験を生かして鹿鳴館でバザーをすることを婦人慈善会に提案し、その推進役を努めた。二十四歳の捨松は、バザーの開催は日本人に慈善事業を教えるよい機会になるとも考えていた。

第一回のバザーは、一八八四（明治十七）年六月十七日から三日間行われた。さらに第二回バザーが一八八五（明治十八）年十一月に開催され、合計一万五千円が高木兼寛に寄付された。この寄付は看護婦教育所の開設や運営にとって大きな力となった。

さらに、婦人慈善会会員の伊藤梅子、井上武子、川村春子、松方満佐子、大山捨松、佐々木貞子の六名は、資金を集めるために「看護婦教育所設立之大旨」を婦人慈善会会員に示し、一八八五（明治十八）年七月末日までに八百四十名の賛成者と義捐金六千四百九十八円を集め、看護婦教育所設立を後押しした。

設立の大旨は次のようなものであった。

看護婦教育所設立之大旨

一翰謹呈仕候時下愈御清穆恭賀之至リニ奉存候陳者塘突尊慮ヲ煩シ候段憚リ多キ義ニ者候得共収テ河海ノ一治ヲ仰キ度愚意左ニ陳述仕候人若シ不幸ニシテ疾病ニ罹ルトキハ速ニ之ヲ駆除シテ全快センコトヲ望ムハ人情ノ免レザル所ナリ今ヤ其意ヲ果サンニハ良医ヲ聘シ其指図ヲ守リ看護ヲ尽スニアリ然ルニ医師ノ処方ヲ詳ニシテ之ヲ行フハ実ニ容易ノ業ニアラズ為メニ往々之ヲ誤ル者尠カラス故ニ医師ハ術ニ巧ミナリト雖モ看護宜シキヲ得サルヲ以テ奏効セサル者多シト殊ニ重病者ハ必ス医師ニ対シ其容体ヲ精密ニ告ケ得ル看護者ヲ要スルモノナリ若シ其設ケナケレバ病症ノ経過等不明且ツ薬餌ノ授与等ニ誤リ勿ラシメンニハ之ニ相当ノ教育ヲ受ケタル者ニ非ラサレハ能ハサルガ故ニ海外諸国ニ在テハ看護婦教育所ノ設ケアリテ之ニ充ツト云フ然ルニ本邦ニ於テハ未タ其設ケナク実ニ聖代ノ欠典ト謂フベシ有志共立東京病院ニ於テ看護婦教育

所ヲ設立シ看護婦ヲ教育シテ弘ク内外患者ノ需メニ応セントスルモ其資本ニ限リアレハ之ヲ設ル能ハスト聞ク実ニ遺憾ト謂フベシ就テハ其費用トシテ若干ノ金員ヲ募集シ該院ニ寄贈シ其設立ヲ補助シテ欠典ヲ補ハント欲ス依テ塘突ノ罪ヲ顧ミズ敢テ一書ヲ呈ス貴夫人幸ニ多少ニ係ハラズ応分ノ義捐アランコトヲ冀望ス請フ幸ニ諒諾アレ誠惶頓首

明治十八年四月

伊藤　梅子
井上　武子
川村　春子
松方満佐子
大山　捨松
佐々木貞子

高木が日本で最初の看護婦教育を開始するにあたっては、英国留学中から病人にとっての看護婦の必要性を感じていたのではないかと考えられるが、その事業を実行に移すにあたっては、高木ひとりの力ではなし得なかった。高木は英国の医療の思想を恩師ウイリアム・ウイリスやウイリアム・アンダーソンに学び、帰国後は松山棟庵と出会い意気投合し成医会を結成し、医界の人々と交流した。そして、大山捨松には婦人慈善会を通して支援を得た。また、成医会会員であったヘボンが果たした役割は大きいものがあった。多くの人々の協力が高木の看護婦養成事業を支えたのである。

高木兼寛の看護婦養成事業は、賛同者を得て資金の調達がすすみ、一八八五（明治十八）年七月十日には、藤田組により有志共立東京病院の構内に看護婦教育所の建物の建築を開始した。建物は一八八六（明治十九）年一月二十日に完成した。坪数四十九坪九合四尺八寸、工事費用二千百一円九十銭六厘であった。そして、最大の課題は看護の指導者を誰に託すかであった。『東京慈恵医院第一報告』の百五十二ページに次の文章を見つけた。

明治十七年十月十七日　米国婦人リード氏看護法教授為来院スソノ後毎週金土ノ両曜日ヲ教授ノ定日トス

一八八二（明治十五）年に開院した有志共立東京病院には、看護婦または看病婦と呼ばれる人の存在が記録されている。リードの来院は院内看護婦の教育にあたることにあったが、やがてリードは高木に託されて看護婦教育所の指導者として迎えられる。

コラム① 教育所開設に関する一次史料の発見

一九七七（昭和五十二）年頃のこと、「慈恵の看護教育はそろそろ百年を迎えるのでは」との学校長の発言で、看護教員たちは今まで慈恵の看護教育の歴史についてまとめた本がないことに気づいた。そして、百年の記念事業の一環として看護教育の百年史を作りたいということになった。そこで、史料探しが始まった。最初に、慈恵の古い記録『東京慈恵医院報告』を皆で読み始めた。なかなかすすまなかった。その本からは、看護教育がいつから始まったかが分かると思っていたが、確証となる文章はなかった。慈恵の看護教育の開始はいつかを確定する史料は見つからないまま、数年が過ぎた。

何か史料を探す手だてはないかと考えていたある日、看護学校の教員になった時のオリエンテーションで「この中のものは緊急時に持ち出すものです」と言われたロッカーがあったことを思い出した。緊急時に持ち出すものなら重要なものが入っているに違いないと思い、上司に尋ねると「開けたことはない」とのこと、早速ロッカーを開けると、明治時代の史料が行李に入っていた。中には和紙に毛筆で書かれた『教育所　入退簿』『卒業生名簿』『戸籍謄本原簿』が入っていた。また、その他に、ガラス板に写っている写真、人物や建物の写真もあった。

皆で興奮したことを今でも思い出す。史料は後に教育所取締になった一回生の鈴木キクが残したものであった。一八八五（明治十八）年から、震災や戦争など多くのことをくぐり抜け、慈恵の中で発見されるのを待っていたのではないかと感じた。

そして、『教育所　入退簿』には、一人ひとりの生徒の見習採用、生徒採用、卒業年月、退職年月、病死年月が記載されていた。これらより一八八二（明治十八）年十月から採用が始まったことが明らかになり、慈恵の組織的な看護教育は同年に始まったとした。

コラム②　『東京慈恵医院報告』を読む

『東京慈恵医院報告』の第一報告は、一八八八（明治二十一）年に発行された。その後、大正から昭和へと発行され続けた貴重な報告書である。その目的は、「病院創立以降ノ事務要領ヲ記シ、ソノ沿革ヲ知ル参照ニ供セントス」とある。報告書は、漢字とカタカナで縦書きに書かれている。

慈恵の病院は施療病院であり、運営資金は寄付が主たる収入源であった。そのためか寄付金や寄付品は全て記録され、病院に関する全てが公にされていた。報告書は一八八一（明治十四）年から一九四五（昭和二十）年までの間の慈恵の病院を中心に書かれた報告書で、古い本はページをめくるたびにポロポロと紙片が落ちてきた。

慈恵の看護教育百年史を編纂しようと考えた看護教員の数名は、まず、この報告書を読むことから始めた。報告書は難解で、読むだけでも数年を要した。

報告書から看護に関する事項を抽出してみると、何となく看護婦教育所の様子が分かってきた。

例えば、第一報告の教育所に関することを書き出すと次のようであった。

一八八一（明治十四）年　病院設立の大旨並びにその永続法

一八八四（明治十七）年　有志共立東京病院開院式、婦人慈善会の寄付、
　米国婦人リード氏看護法教授の為来院
一八八五（明治十八）年　看護婦教育所設置の草案演述、
　看護婦教育所の建設工事　藤田組、
　リード氏の寄付品、
　柴田ユウ・中村ヒサ　看護婦見習採用
一八八六（明治十九）年　大石テル・吉岡ヨウ　生徒採用

次に、時間をかけて書かれている内容を吟味する作業に入った。そして、一九八四（昭和五十九）年に『慈恵看護教育百年史』をまとめた。

その後、報告書からしばらく遠ざかっていたが、最近はまたよく目を通している。考えてみると、今では自分の調べたい事柄がはっきりしてきて報告書から得られることが多い。自分の状況が変わることによって、同じ書物であっても読み方が変わり、以前は読み過ごしていたところ、意味が分からなかったところが明らかになる。同じ書物を何回も読むと、本は変わらないが、変わった私にとっては見えてくるものがある。これは面白いと思っている。

コラム③　看護史のテキストと日本の看護教育の始まり

慈恵の看護教育が一八八五（明治十八）年に始まったことを確信してから、筆者は学会発表や本を書いたが、なかなか看護界に伝わっていかなかった。そこで看護教育の始まりについて、看護史のテキストとして代表的な医学書院の『看護史』を経年的に見てみた。

・一九五五（昭和三十）年『看護倫理・看護史』

一、櫻井女学校看護婦養成所

二、共立東京病院看護婦教育所

三、同志社看護婦養成学校

・一九七一（昭和四十六）年『系統看護学講座　別巻五　看護史』

一、有志共立東京病院看護婦教育所

一、京都看病婦学校

一、櫻井女学校看護婦養成所

・二〇〇五（平成八）年『系統看護学講座　別巻九　看護史』

一、有志共立東京病院看護婦教育所　明治十八年十月　M.E.Reade

二、京都看病婦学校　明治十九年四月　Linda Richards

三、櫻井女学校看護婦養成所　明治十九年十一月 Maria T.True

慈恵では、一九八四（昭和五十九）年に出版した『慈恵看護教育百年史』に、一次史料をもとに開学について著した。それから長い年月を経て、ようやく日本の看護教育の始まりの定説が徐々に浸透してきた。

そして、この調査を通して、資料であるテキストを全て収集することの難しさを痛感した。いずれかの時に破棄されてしまったのであろう。

第二章　看護婦教育所の教育

一　教育所開設の準備

婦人慈善会の活動を受けて、高木兼寛は一八八五（明治十八）年五月二十五日の病院の総会で「看護婦教育所設置の草案」を演述した（『東京慈恵医院第一報告』）。その内容は、『沿革記録　東京慈恵会医院』に見られる。

看護婦教育所設置草案

第一条　本所設置ノ目的ハ患者ノ看護ニ適当ナル看護婦ヲ教育シ内外ノ需用ニ応セントスルニアリ而シテ本所ハ（有志、共立）東京病院ニ附属セシメ同院患者ニ就キ看護婦ヲシテ看護ノ方法ヲ修習セシム

第二条　看護婦ノ教育年限ヲ二ケ年トシテ之ヲ四期ニ分チ毎期医師二十回看護ニ必要ノ科目ヲ講授シ加フルニ所長日々教授シテ二ケ年ノ後卒業試験ヲ行フ者トス

第三条　卒業試験ニ及第シタル者ニハ修習ノ年限技術ノ成熟及其性質ヲ保スル所ノ証書ヲ授与スベシ

第四条　前条ノ証書ヲ所持スル者ハ病院及私宅療養患者ノ看護ヲ負担スルヲ得ベシ

第五条　本所に名誉委員及委員若干名ヲ置キ一般ノ所務ヲ掌理セシム且会計掛一人ヲ置キ金銭

ノ出納ヲ為サシム

入費概算

家屋建築費　千五百二十五円

（本家二十七坪　二階立、台所四坪、下女部屋三坪、湯殿二坪、物置五坪、便所三坪）

家具　四万七十五円

月給　百三十二円

（所長一人　五十円、看護婦八人　六十四円、下女二人　十円）

営繕費　拾円

本所建築ハ藤田組金澤大吉請負ニテ十八年七月ヨリ工事ニ着手ス

設置草案により、教育目的、教育年限、教授方法、評価を明確にし、費用ならびにその管理、そして、教育所の建物の工事着手を一八八五（明治十八）年七月にすることを決めている。

次に、生徒募集の新聞広告を出した（『沿革記録　東京慈恵会医院』）。

明治十八年九月十六日新聞紙へ左ノ通リ広告ス

今般本院ニ於テ看護婦教育所設立候ニ付生徒七名来ル十月募集候間有志共之者ハ本院事務所ニテ規則等問合ノ上同月十日限リ申込ベシ
但シ年齢二十歳ヨリ四十歳迄ニテ独身ノ者ニ限ル

新聞に生徒募集の広告を出し、高木兼寛らが募集試験をして、及第者はまず実地看護見習いとなり病室での実地訓練を受けた後、試験により及第した者が生徒になり、教育を受けるというシステムであった。

次には看護の指導者リードとの契約内容が『沿革記録　東京慈恵会医院』に書かれている。

高木院長ト本所所長ミス・リードトノ盟約書　翻訳写左之通リ

有志共立東京病院長エフ、アール、シー、エス、高木兼寛ト亜米利加合衆國「ブレスビテリアン、チャーチ」ノ「ジャパン、ミッション」ナルミス、エム、イー、リードトノ盟約ミス、リード、ハ左之条件ヲ盟約ス

第一　リードハ二年間無給ニテ有志共立東京病院ニ勤務スヘシタダシ其職務ハ病院ノ規則ニ制定スル者ニ従フ但シ服務時間ハ一日四時間ヲ超過セサルベシ

第二　若シ疾病ニ罹ルカ或ハ他ノ事故アリテ院務ヲ辞セサルコトヲ得サル場合ニ於テハ三ケ

月前ニ之ヲ豫告スヘシ

院長高木兼寛ハ左ノ条件ヲ盟約ス

第一　有志共立東京病院ハリード氏ニ寝室居室或ハ客室ヲ供シ若シ敷物窓掛及煖炉ヲ要スルコトアレハ併セテ之ヲ備フヘシ又煖炉及調理用ノ薪炭ニ下婢二名ヲ給与スヘシ

第二　リード氏ハ他ノ職務ニ差支アラサル時ハ耶蘇教ニ関スル事ヲ教訓スルコトヲ許サルベシ

第三　リード氏ハ院内何レノ部分ニ立入ルモ妨ケナカルヘシ

第四　若シ院長ノ見込ニ由テ何時タリトモリード氏ノ職務ヲ廃止スルトキハ之ヲ三ヶ月前ニ豫告スヘシ

千八百八十六年一月七日　於東京

エム、イー、リード手記

契約により、リードは二年間無給で看護婦の教育にあたり、病院内に住み、院内を自由に行き来し、キリスト教の布教も許可された。残念なことは、リードの直筆のサインがこの記録にはないことである。

教育所開設にあたって、設置草案を整え、生徒を募集し、教育所建物の工事に着手し、看護の指導者リードとの契約を行い、準備はすすんでいった。

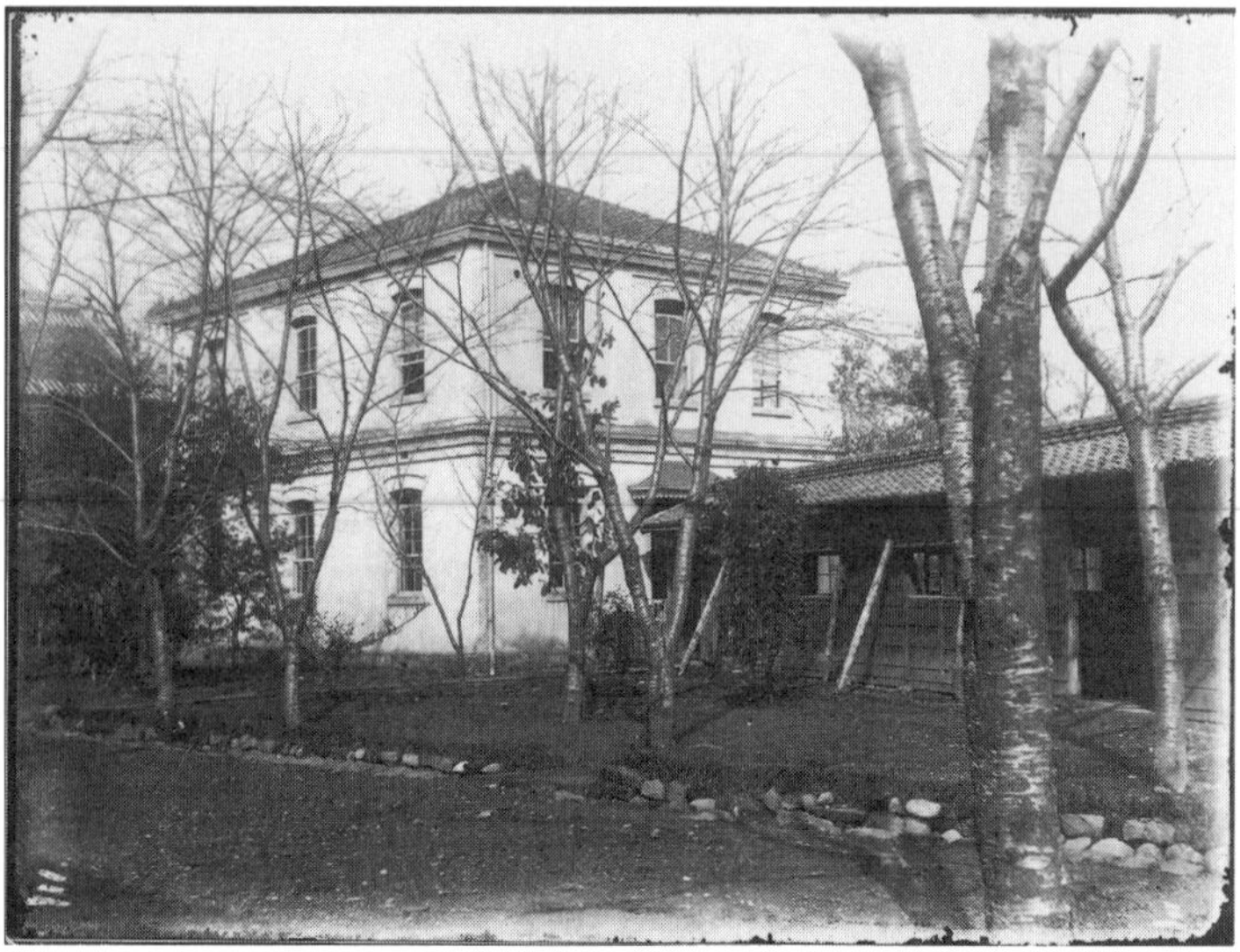

写真 2-1　有志共立東京病院看護婦教育所の建物。明治 19 年 1 月 20 日落成。写真はガラス板に印刷されている（慈恵看護専門学校所蔵）

二　教育所における教育の始まりと明治時代

一八八五(明治十八)年に開学した有志共立東京病院看護婦教育所は、病院の名称変更とともに、一八八七(同二十)年には東京慈恵医院看護婦教育所に、一九〇七(同四十)年には東京慈恵会看護婦教育所に改称した。

『看護婦入退簿　教育所』[*1]によると、一八八五(明治十八)年十月から試験の上、見習い十三名が採用され、病室での看護見習、二、三カ月を経た後、さらに試験により適性を認められた五名が、一回生として一八八六(明治十九)年一月二十五日に生徒として採用された。生徒となった一回生の年齢は、大石テル　二十三歳、吉岡ヨウ　二十三歳、鈴木キク　二十三歳、近藤カツ　二十六歳、板谷コト　二十一歳であった。

『看護婦入退簿』には、見習採用、生徒採用、卒業年月、退職年月、病死年月の項目があり、看護婦の動向を知ることができる。一回生は、高木兼寛やリード、慈恵医院の医師らから教育を受けた。

一八八六(明治十九)年一月二十日には看護婦教育所の建物が完成し、生徒たちは新しい建物で教育を受けることになった。

---

*1　『看護婦入退簿　教育所』慈恵看護専門学校

生徒の教育方法は、一日の大半が東京慈恵医院における実習であり、数時間が教育所での講義にあてられた。また、生徒は寄宿舎で生活し、生活の場を通しての教育も行われた。一回生五名は、二年間の教育課程を修了、卒業試験に合格し、一八八八（明治二十一）年二月一日に卒業を迎えた。そして、五月九日に皇后陛下行啓の下に卒業証書が授与された。卒業式に配布された五名の看護婦卒業生徒試験成績表には、学説として解剖、生理、

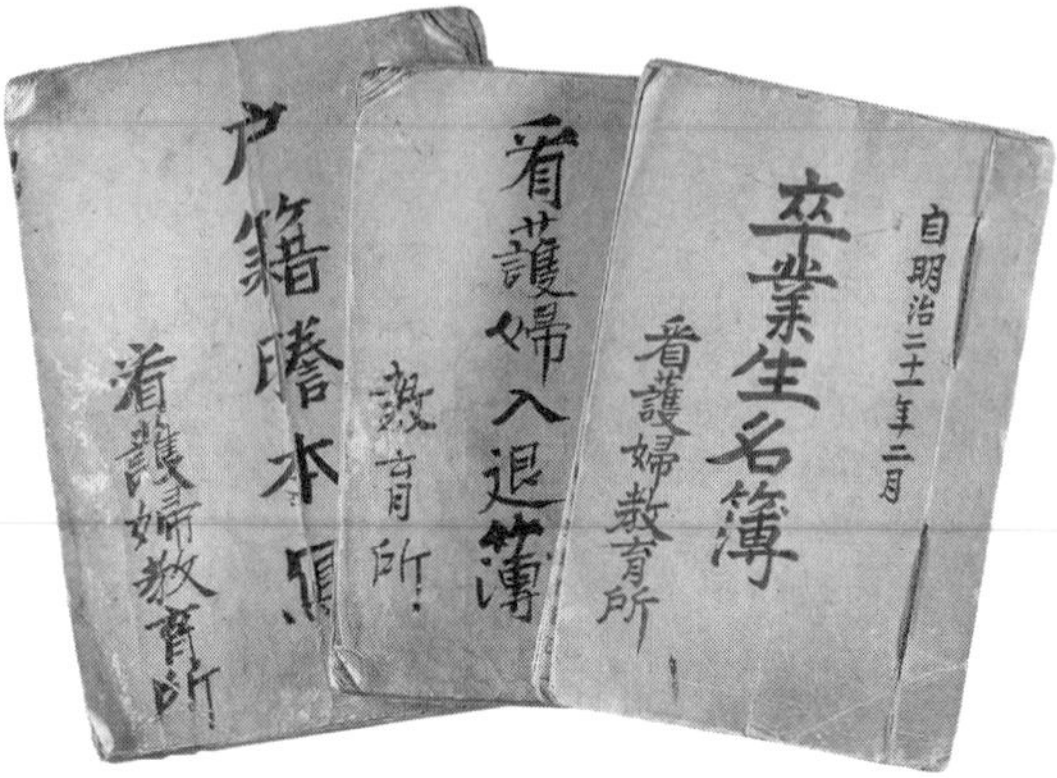

写真 2-2 『卒業生名簿』『看護婦入退簿』『戸籍謄本写』（慈恵看護専門学校所蔵）

看護法があり、実際として解剖、包帯、巴布製法が記されていた。卒業証書は、病院及私宅療養患者の看護を行う免許の役割をもっていた。

教育システム

看護婦教育所における学校としての組織的な看護教育は、一八八五（明治十八）年十月より看護見習を採用して開始された。最初の規則の条文は、同年四月に示された「看護婦教育所設置案」に示されている。その後、教育所例会により検討が加えられた。規則の全条文は一九〇〇（明治三十三）年と一九〇四（同三十七）年の文書が現存している。

教育目的は、「患者の看護に適当な看護婦を教育し、内外の需用に応じる」ことにあり、院内で看護ができる人材の育成のみならず、家庭など院外においても看護ができる看護婦の育成を目指した。

入学に関して、すぐれた看護婦の育成をめざして厳しい選抜が行われた。特に、入学生の資質についての査定は厳しく、志願者の年齢は十七歳以上二十五歳以下の女子で、入学試験に合格した者は、まず見習として病室で看護婦の補助者としての見習期間を経て、適性を認められた者がさらに試験を受け、生徒となり教育を受けた。

修業年限は、一回生の頃は、見習期間二、三カ月、生徒として二年であった。一九〇〇（明治三十三）年の規則では、見習期間六カ月を含み、二年半となった。そして、一九〇四（明治三十七）年に、見習期間六カ月の後、生徒として二年半教育を受け、修業年限は三年になった。

教育課程

教育課程は、正規の学科と病室における看護法の実習からなっていた。その内容は、『慈恵医院報告』にある、卒業式に来会者に配布された看護婦卒業生徒試験成績表から推定することができる。

一回生　学説〔解剖、生理、看護法〕実際〔解剖、包帯、巴製法〕
二回生　学説〔解剖、生理、看護法〕実際〔解剖、吸入器用法、芥子泥製法〕
三回生　学説〔解剖、生理、看護法〕実際〔英語、解剖、看護法〕

初期は毎年わずかではあるが、改訂が加えられていた。

また、一九〇〇（明治三十三）年の規則によると、修習すべき課目は、解剖学大意、生理学大意、看護法と記されている。一九〇四（明治三十七）年の規則には、各科目の学年別教育課程が次のように示されている。

一年生
解剖学…人体外部名称、人体諸組織骨及軟骨、骨格、筋
生理学…骨格、筋、血行器系、呼吸器系、消化器系
衛生学…土地、家屋、飲食物
看護術…一般看護法、消毒法、包帯法
看護術…看護法実地
修身…人倫道徳の要旨及作法

二年生
解剖学…血行器、呼吸器、消化器、泌尿生殖器、神経系、五官
生理学…皮膚、泌尿生殖器系、神経系、五官
衛生学…被服、身体、運動及散歩
看護術…各種看護法、精神病者看護法、伝染病者看護法、消毒法、包帯法、外科機器
看護術…看護法実地、包帯法実地
修身…人倫道徳の要旨及作法

三年生
解剖学…実地
看護術…治療介輔法、手術介輔、産婦看護法及嬰児取扱法、伝染病及難病、患者運搬法

看護術…看護法実地、包帯法実地、患者用食品調理法実地
修身…人倫道徳の要旨及作法

生徒は、就学中に臨時に行う小試験と三カ年の末尾に行う卒業試験により評価を受け、卒業試験に及第した生徒には卒業証書が授与された。

教育内容

明治時代の教育内容の具体的内容を表す史料が二、三残されている。その一つは「解剖」であり、他は「看護法」である。

解剖の内容については、明治二十年代に教育所で講義を行った本多銈子の講義録が現存している。これは、「看護婦　解剖講義録　本多銈論述」(久喜市教育委員会所蔵)である。

本多銈子は、一八六四(元治元)年一月十一日に父敏三郎(後の晋)と母梅子の長女として誕生し、一八七二(明治五)年に東京(竹橋)女学校に入学した。

そして、伯母出口せいを介してMaria. T. Trueのもとで英語を学び、十四歳の頃には通訳を務めるほどであった。

高木兼寛は、女子の医学を習得しうる能力を見極めるために、一八八一(明治十四)年に東京女学校の優秀な学生本多銈子と松浦里子、戸塚文海の塾生であった山崎富子に成医

会講習所入学を許可した。本多と松浦の二人は勉学に励み、医術開業試験に望んだ。本多銈子は一八八六（明治十九）年に医術開業前期試験、一八八八（同二十一）年に後期試験に合格し、日本で四番目の女医となった。一八八九（明治二十二）年には林学士の折原静六（一八六六〜一九五二）を婿養子とし家庭を築いた。また、同年にペンシルベニア女子医科大学卒の岡見ケイ子（京）が慈恵医院の婦人科に奉職した折はその助手を務め、教育所生徒の解剖の講義も担当した。その後、一八九二（明治二十五）年赤坂で開業したが、子育てを機に診療を一時中止し、再開することはなかった。

「看護婦　解剖講義録」は、和紙に毛筆で書かれ八十頁に及んでいる。内容の概略は次の通りである。「解剖学トハ活物ヲ構成スル諸組織臓腑等ノ形及造構ヲ論スル学科ナリ人体ノ構造ハ骨筋肉靭帯脈菅神経及内臓ノ六個ヨリナル」という文章から始まり次に続く。

骨ノ論…脊柱、頭蓋骨、顔面骨、胸骨、肋骨、舌骨、上肢骨、下肢骨
関節論…不動関節、半関節、全動関節
筋肉論…随意筋と不随意筋
　頭筋（頭蓋筋、顔面筋、咀嚼筋）、躯幹筋（頸筋、背筋、胸筋、複筋）、四肢筋
動脈論…大動脈、総頸動脈、鎖骨下動脈
神経論…脳及脊髄神経、延髄

内臓…目、耳、呼吸器及其付属機管、消化器、泌尿生殖器、婦人生殖器

講義録の随所に各名称の英語が書かれている。

看護法の内容は、一八八七（明治二十）年頃から使用された看護婦教科書『東京慈恵医院看護学　上』『東京慈恵医院看護学　下』[*2]により明らかである。本は上・下と二冊あるが、内容は二冊続きである。内容の小項目は本の上・下を通して、第一編は第八章まで、第二編は五章まであり、全体を通して第一から第三百五十七項目となっている。

『東京慈恵医院看護学　上』の内容

第一編

第一章　看護婦

第二章　病中使用器

第三章　特殊疾病看護法

第四章　体温脈拍呼吸及ビ尿

第五章　病児ノ看護法

『東京慈恵医院看護学　下』の内容

第六章　外科的看護法

第七章　伝染病予防及ビ消毒法
第八章　救急法
第二編
第一章　第一分娩期ニ對スル看護婦ノ所業
第二章　第二分娩期ニ對スル産婆ノ所業
第三章　第三分娩期ニ對スル産婆ノ所業
第四章　異常ノ産褥期ノ経過
第五章　産褥期ニ對スル看護婦ノ職務

本の内容は、高木兼寛が英国から持ち帰った『ハンドブック・オブ・ナーシング』を翻訳したものである。この本はアメリカ初期の看護教科書で、ナイチンゲール方式による看護教育を開始したコネチカット看護学校の教員によって編纂されたものである。『ハンドブック・オブ・ナーシング』の内容は次のようになっている。

第一部　内科・外科の看護
第一章　看護婦―部屋―患者

＊2　『東京慈恵医院看護学　上』『東京慈恵医院看護学　下』慈恵看護専門学校

看護法実地は教育所が最も重きをおいた教育である。それは、看護は臨床での経験の中から学ぶというナイチンゲールの思想を大切に考えたからであろう。高木は患者の療養生活を整えることや、医学生や看護婦生徒の実習のための病棟造りにも尽力した。

一八八三（明治十六）年に、病院は東京府病院の建物及び設備を買い受け移転し、改築を行った。高木は、移転した東京府病院での病棟改築に取りかかった。主な建物について竣工順に坪数、当時の費用を見ると、一八八六（明治十九）年に一号室（一三二坪）、一八八九（同二十二）年には四号室（八四坪）、三号室（一六七坪）、洗濯所（一二坪）、手術

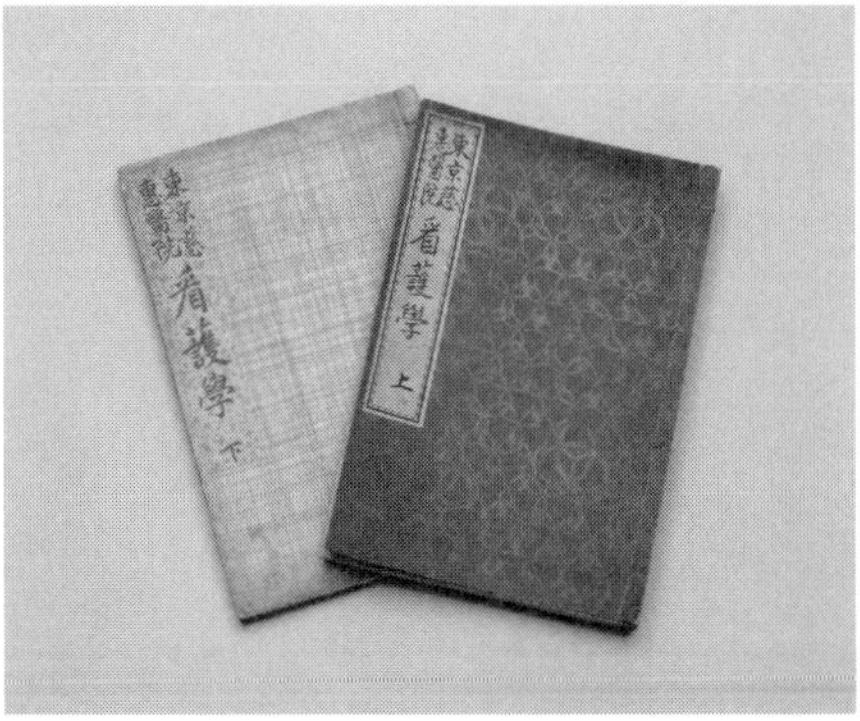

写真 2-3 『東京慈恵医院看護学』上巻と下巻（慈恵看護専門学校所蔵）

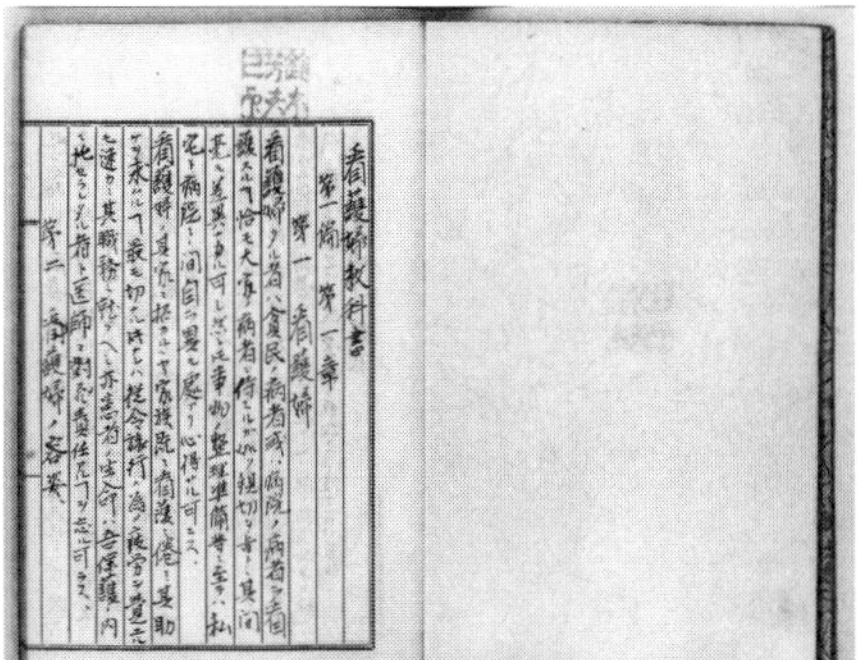

写真 2-4 『東京慈恵医院看護学』上巻の最初のページ（慈恵看護専門学校所蔵）

室（六二坪）、そして、一八九〇（同二十三）年には三号室（一三二坪）が竣工している。中でも一号室と二号室は、起工から竣工までの期間が長く建築費も高額である。この病棟はレンガ造りで、他は木造であった。

一、二号室の病棟の図面を見ると、病棟内部の構造は、片側に十五ベッドずつ三十ベッド、窓一つにつきベッドが二つあり、中央にスペースが取られている。病室全長は百二尺（約三十一メートル）、幅は二十七尺（約八メートル）。入り口と反対側には洗面及び浴室、便所とバルコニーがあり、入り口近くには特別病室、台所、看護長室がある。

この病棟は、高木が学んだセント・トマス病院のナイチンゲール病棟を模して造られたものであることが分かる。

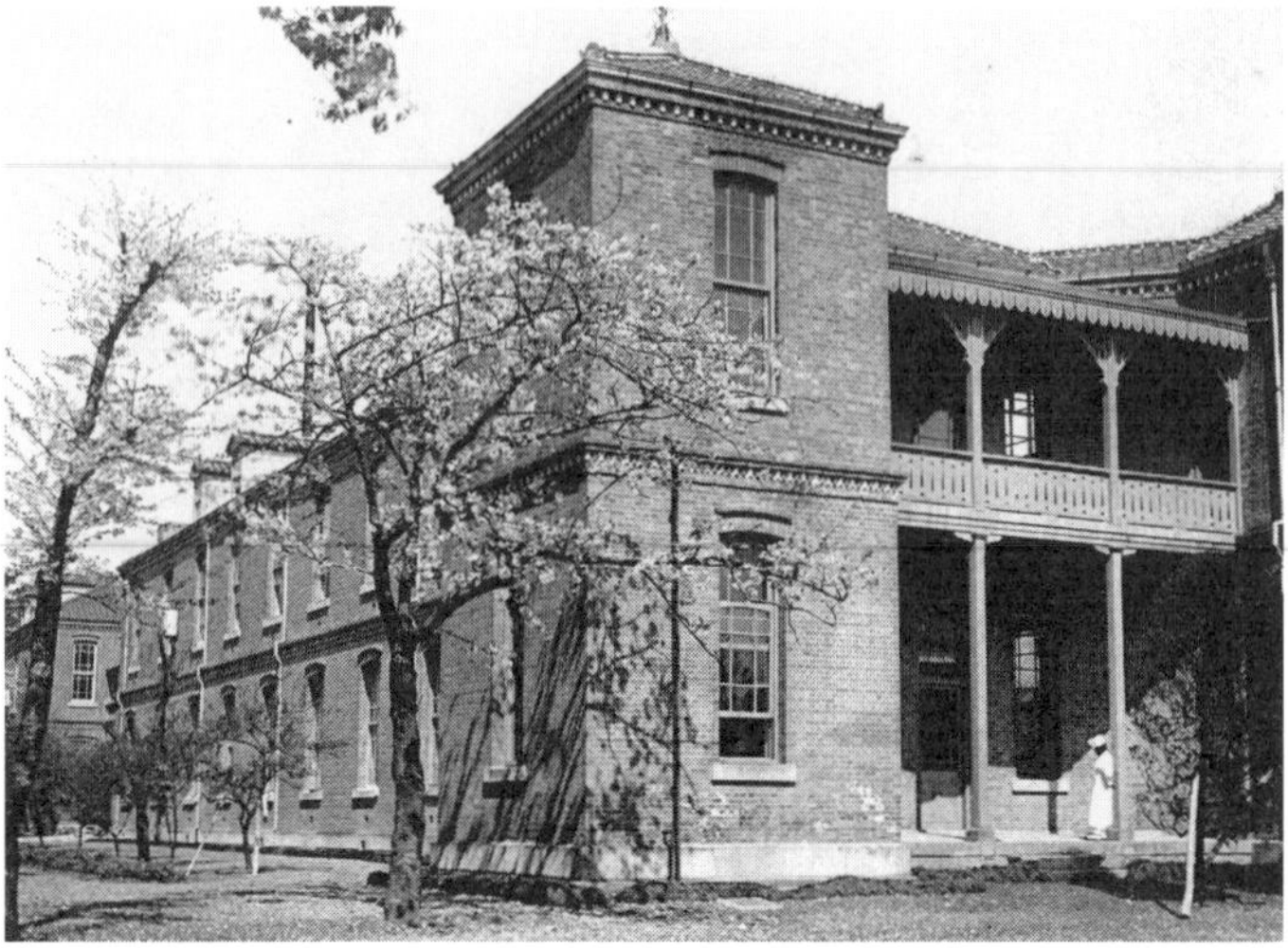

写真 2-5　明治 19 年 5 月に完成した有志共立東京病院 1 号病棟の外観（東京慈恵会医科大学所蔵）

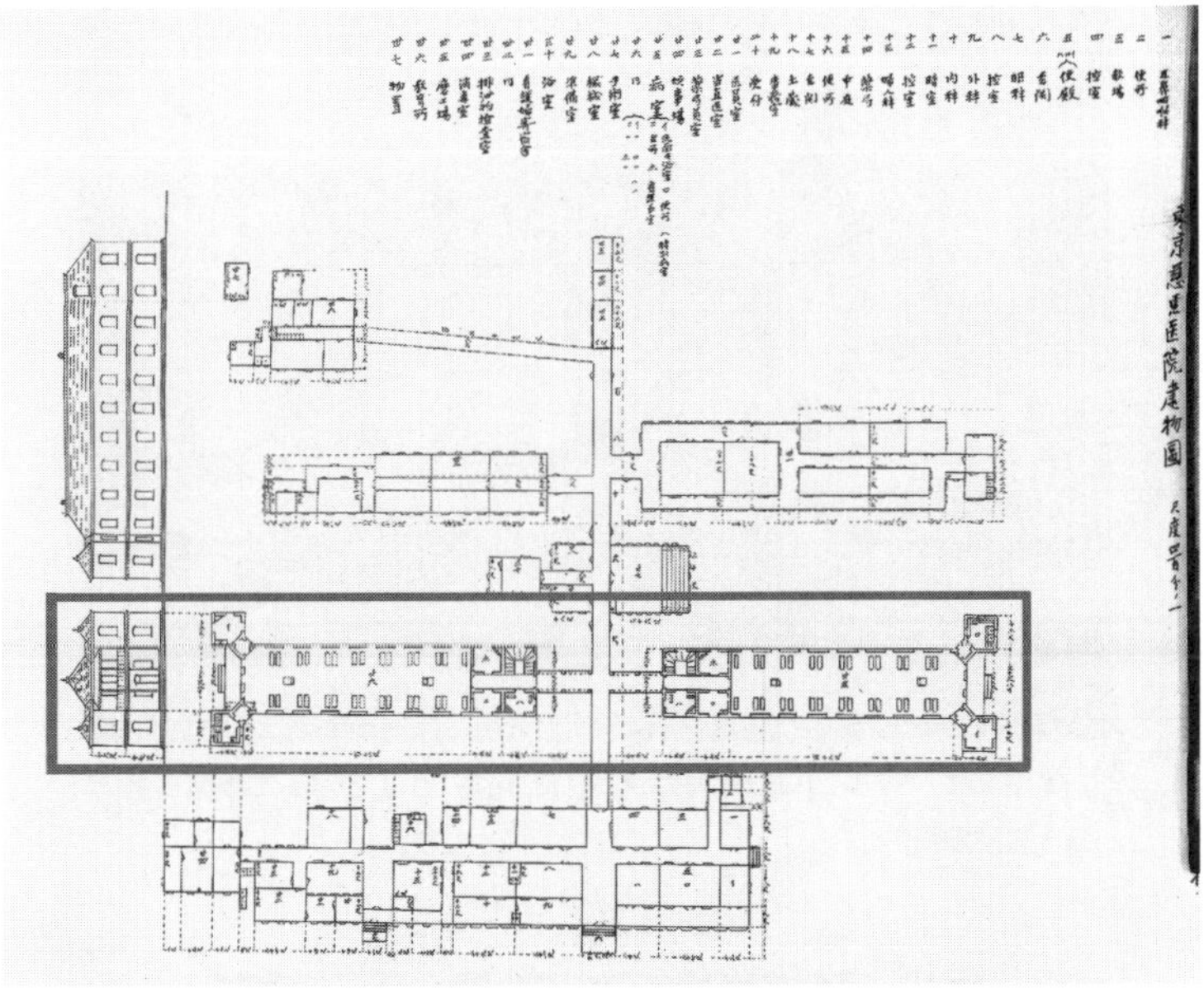

写真 2-6　明治 36 年、東京慈恵医院医院建物図。図面の下の方にナイチンゲール病棟に似た建物が 2 棟ある（東京慈恵会医科大学所蔵）

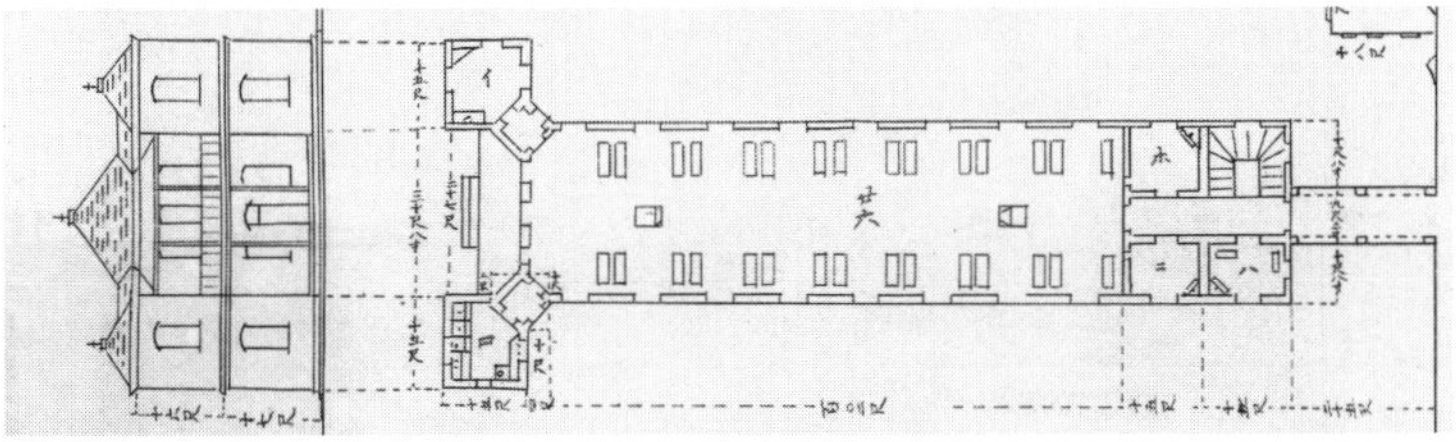

写真 2-7　東京慈恵医院の病棟の内部構造〔病室全長 31 メートル、幅 8 メートル、片側 15 ベッドで 30 ベッド、窓 1 つにベッド 2 つ、中央に中の台（記録台）、イ．洗面所及び浴室、ロ．便所、ハ．特別病室、ニ．台所、ホ．看護長室〕（東京慈恵会医科大学所蔵）

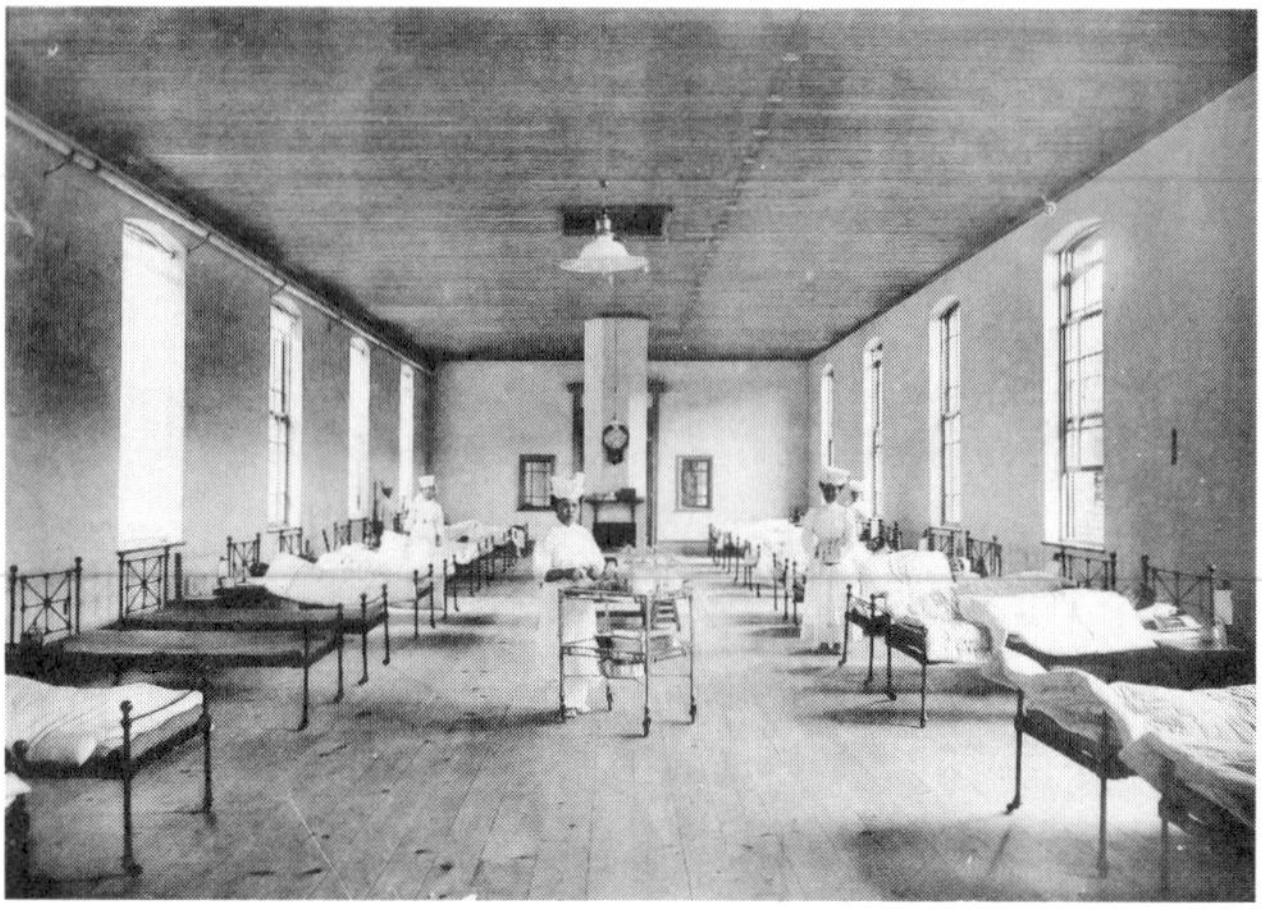

写真 2-8　バルコニー側から中に向かって撮影（慈恵看護専門学校所蔵）

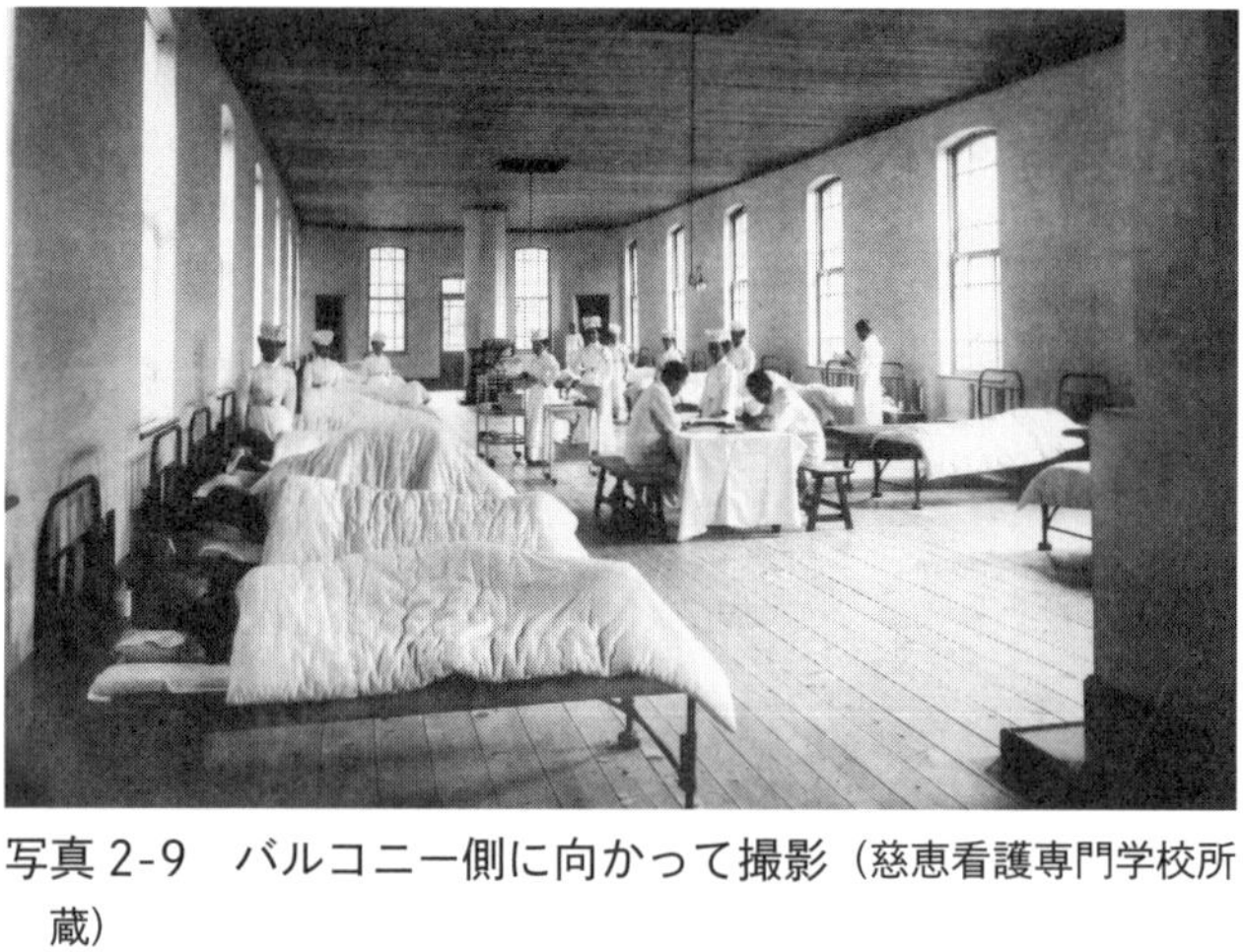

写真 2-9　バルコニー側に向かって撮影（慈恵看護専門学校所蔵）

看護婦生徒の実習や講義の折のユニフォームは、高木兼寛所長の「身体を締め付けず、運動を妨げないものに」との考えから作成された。リードも看護婦帽子や看護婦前掛などを寄付し、看護婦生徒や看護婦の服装を整えるための援助を惜しまなかった。ユニフォームは真岡木綿の筒袖の上着と、ズボンのように仕立てられた下着、その上に衿もとから白い前掛けをかけ、ベルトをしめていた。帽子は白い寒冷紗で作られた。履物は病室内では足袋はだしで、廊下では草履をはいていた。着物姿に慣れていた女性たちにとっては、活動的な服装であった。これは平常着と呼ばれ、式服は別に作られた。平常着は入学すると布地が配布され、自分で三日位かけ縫いあげ、帽子や足袋も全て手製であった。そして、講義や実習の時は平常着を身につけていた。

教育所の規則では「生徒ハ規定ノ衣服前掛ヲ用ヒ帽ヲ頂クヲ要ス但シ外出ノ際ハ此限ニアラス」と定められていた。

明治の頃は、教育所の卒業生の大半は派出看護婦として院外で勤務しており、病室の看護は、室長と卒業生一、二名が室長補佐としてあたり、生徒と院内看護婦で行っていた。室長は常に病室の入り口におり、患者の看護についての監督をしながら、生徒の看護法実地の教育、部長回診の介助、手術時の介助などを行っていた。

看護婦生徒の病室での実習は、学年毎に内容が分けられていた。卒業生の語る実習の様子は次のようである。

「看護婦生徒は病室で朝六時から夕六時までの間病人の看護をし、その間午前午後一時間ずつ温習室に勉強に行く。三年生は手術患者の一切をまかされる。二年生は外科の回診介助、消毒物の責任、検温、一年生は豆乳配り、便器取り扱い、洗濯、二年生が一年生を仕込み、三年生が補ってくれる。生徒は何から何までやってのけるので、何でもできる看護婦に育っていく。また、派出看護を行うため、言葉使いは特に厳しく「恐れ入ります」に始まり「恐れ入ります」でおさめるよう指導を受ける。

実習から先輩が後輩を教え導くような風土が自然に生まれていったと考えられる。

そのような折、一八八九（明治二十二）年十月、時の外務大臣大隈重信が外務省の前で暴徒の投げた爆弾により右脚を負傷し、切断するという事件が起きた（明治二十二年十月十九日　東京日々新聞）。霞ヶ関を通りかかった高木兼寛は、他の医師と治療にあたるとともに、看護婦生徒の橋村延世、松井トラ、高部マツ、平野チサの四名を派出し、回復するまで看護にあたらせた。四名は六回生として、一八九一（明治二十四）年五月に卒業した。

一八九〇（明治二十三）年一月十三日に大隈重信夫人綾子から、次のような礼状が届いた。

（『東京慈恵医院第三報告』）

大隈重信夫人からの派出看護に対する礼状

啓者重信儀向キニ不慮ノ難ニ罹リ殆ント起ツ能ハサル大患ニ膺リ特ニ慈恵医院ノ看護婦ヲ請フテ扶掖ヲ托シタルニ其事ヲ執ル周到綿密其務ニ従フ細心誠意能ク医家ノ旨ヲ承ケテ着々機ヲ誤ラス病者ノ意ヲ迎ヘテ声ナキニ聞キ形無キニ見一動一作看護婦タルノ実ヲ見ササルナキハ数十日ノ久シキ妾カ日夜傍ラニ在リテ実見する所ナリ顧フニ貴院々長始メ諸国手ノ平素薫陶養成ノ致ス所ニシテ亦以テ柔婉ノ女徳ヲ表スルニ足レリ今ヤ重信ノ大患漸ク平愈ノ効ヲ見ルニ至リシハ此看護婦実ニ与リテ力アルヲ知ルナリ聞ク欧米諸邦ニテハ良家ノ女児慈恵ノ一心ヨリ自ラ奮テ病院ノ看護婦トナリ世人亦財ヲ擲ツテ其挙ヲ賛スル者多シト真ニ欣羨ニ堪ヘサルナリ貴院夙ニ看護婦ノ養成ニ注意シ其世ヲ益スル極メテ大ナルモ人或ハ之ヲ知ラサルナキニアラス妾ノ家已ニ之ヲ用ヒテ而シテ深ク其実ヲ知ル今ヤ貴院益其規模ヲ拡張シ其慈恵ノ沢ニ浴スル者ノ愈々大ナランコトヲ求ムルヲ聞ク妾其徳ヲ思フテ感謝ニ堪ヘス茲ニ金五百円ヲ寄附シ以テ其隆盛ノ域ニ歩ヲ進ムル費用ノ万分一ヲ補ハントス幸ニ鄙意ヲ諒シテ受納アランコトヲ希望ス

この礼状には、看護婦生徒の看護の状況を見守っていた夫人が感じたことが、温かなまなざしで表現されている。特に「……周到綿密其務に従う、細心誠意能く医家の旨を承けて、着々機を誤らず、病者の意を迎えて、声なきに聞き形無きに見、一動一作看護婦たるの実を見ささるなきは、数十日の久しき……」という文章は、看護の本質を表している。

卒業試験と卒業証書の授与

看護婦生徒の卒業の用件は、在学中臨時に行う小試験に合格し、修業年限の最後の年に行われる卒業試験に及第することである。

一八八六（明治十九）年一月に生徒として採用された五名は、卒業試験に合格し卒業を迎えた。

一回生の卒業試験の内容は、一八八八（明治二十一）年『医事新聞』によると次のようであった。

解剖学　第一問　骨の一般種並びに其説明
　　　　第二問　婦人生殖器の位置名称
生理学　第一問　消化器の名称並に消化作用
　　　　第二問　動物体温を平均せしむる理由
看護学　第一問　水蛭の用法危険注意
　　　　第二問　小児病に於て其顔貌に付何を以て徴知し得るや
英学　「ナショナル」読本第三の訳読と対話

看護婦生徒の卒業試験は、学説と実際を合わせて三百点満点であり、次のような結果であった。成績表は、卒業証書授与式に来会者に配布された。

鈴木キク　二三〇、六
大石テル　二二一、三
近藤カツ　一八五、六
板谷コト　一六一、八
吉岡ヨウ　一五七、七

一回生の五名は、一八八八（明治二十一）年二月一日に卒業した。『自明治二十一年二月卒業生名簿　看護婦教育所』[*3]には、次のように記載されている。

卒業生人名一覧
第一回　明治二十一年二月一日　五名
鈴木キク　大石テル　近藤カツ　吉岡ヨウ　板谷コト

＊3　『自明治二十一年二月　卒業生名簿　看護婦教育所』慈恵看護専門学校

卒業試験に合格した五名の卒業証書授与式は、一八八八（明治二十一）年五月九日、皇后陛下行啓の下に行われた。式では、皇后陛下の御前で院長が卒業生に「右者本院看護婦教育所ニ於イテ修学其教育課程ヲ卒業シ病者看護ノ業務ニ適スル者ト認ム仍テ此ニ証書ヲ授与ス」と書かれた卒業証書を授与した。その後卒業生は、看護法を演習した。

卒業証書授与式の折には、卒業生は裾の長い式服を着用した。式服は、一八八三（明治十六）年に築地入舟町に「飯島婦人洋装店」を開業していた飯島民次郎氏に制作を依頼した。この洋装店は、伊藤梅子夫人の洋服を作っていた店である。式服は白キャラコ地でつくられた。襟は詰襟で、両肩はパットを入れ高く、カフスとベルトは麻の芯の入ったもので、八枚はぎの裾の長いスカートであった。帽子も同じキャラコで作られていた。

第一回卒業生の給与は次のように定められた（『東京慈恵医院第一報告』）。

四等看護婦	月給八圓五拾銭	鈴木キク
同	月給八圓	大石テル
五等看護婦	月給七圓五拾銭	近藤カツ
同	同　七圓	吉岡ヨウ
同	同　同	板谷コト

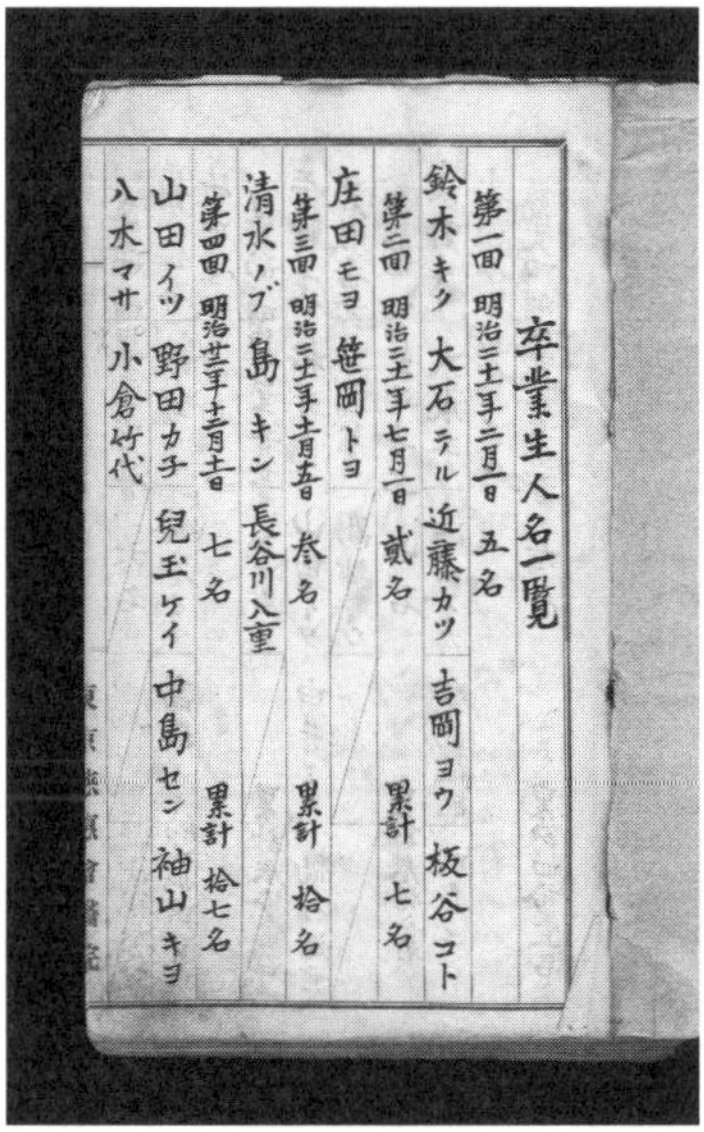

卒業生人名一覧
第一回 明治二十一年二月一日 五名
鈴木キク 大石テル 近藤カツ 吉岡ヨウ 板谷コト
第二回 明治二十一年七月一日 貮名 累計 七名
庄田モヨ 笹岡トヨ
第三回 明治二十一年十一月十五日 参名 累計 拾名
清水ノブ 島キン 長谷川八重
第四回 明治二十二年十二月十一日 七名 累計 拾七名
山田イツ 野田カチ 兒玉ケイ 中島セン 袖山キヨ
八木マサ 小倉竹代

写真 2-11 『卒業生名簿』(上)。卒業生名簿は、卒業試験の成績順に名前が書かれている(慈恵看護専門学校所蔵)

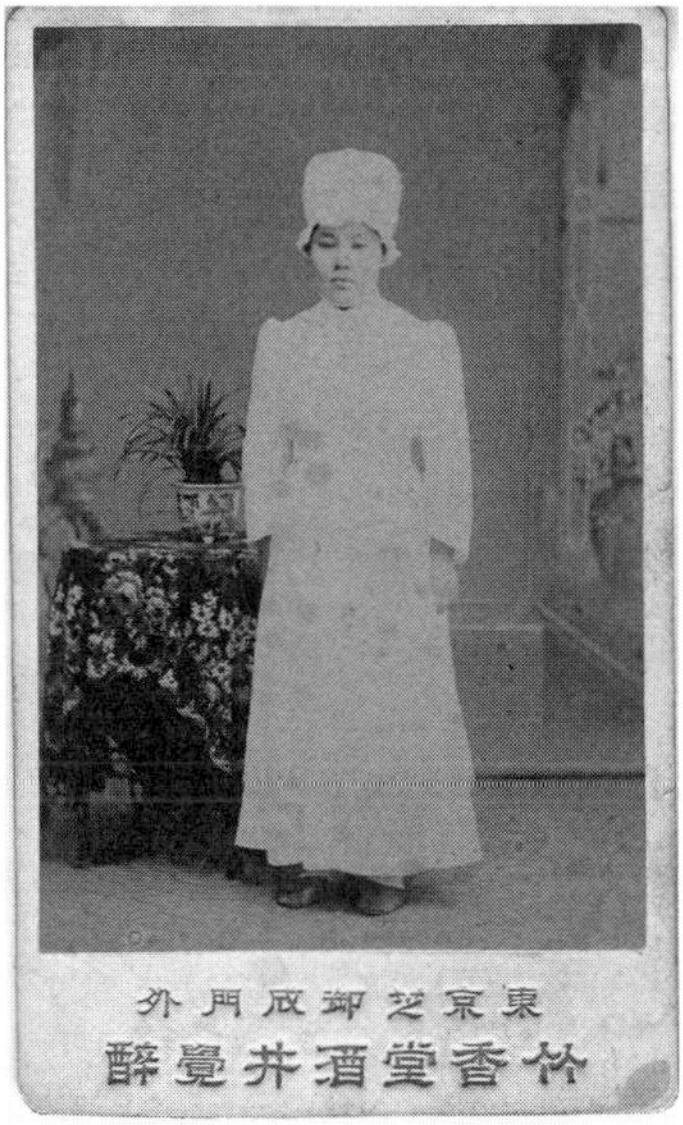

写真 2-10 卒業証書授与式で、式服の鈴木キク(一回生)(慈恵看護専門学校所蔵)

同級生であっても、在学中の成績により給与が違っていた。卒業生人名一覧、卒業後の給与が成績順であることは、ナイチンゲール・トレイニング・スクールに倣ったものである。

看護婦生徒の生活

生徒はナイチンゲール・トレイニング・スクールに倣い、寄宿舎生活を送った。寄宿舎での生活はいつの時代も厳しいものであったと多くの卒業生が語っている。その一端は、一九〇〇（明治三十三）年の東京慈恵医院看護婦教育所の規則の中にも見ることができる。

例えば、次に示すように詳細の取り決めがあった。

「生徒及生徒見習ハ毎日午前五時離床シ午後十時臥床ニ就クヘシ」
「生徒及生徒見習ハ住室ヲ掃除シ日中何レノ時ヲ問ワズ来観者ノ縦観ニ差支ナキ様致シ置クヘシ」
「本所ハ午後十時ニ至リ諸門ヲ鎖スガ故ニ特別ノ許可ヲ得ルニアラサレハ所内住居ノ者ハ此時間迄ニ必ズ帰所スヘシ」
「生徒及生徒見習ハ乱リニ厨房ニ入ルヲ許サス厨婦ニ命令ヲ与フルヲ許サス且ツ所外ノ人ヲ食餌ニ招キ或ハ宿泊セシムルヲ許サス来訪者応接ハ応接間ニ於イテスヘシ」

看護婦という新しい職業に就くための、教育の一環としての礼儀作法や言葉遣いに関しては、公私にわたり厳しい指導が行われた。

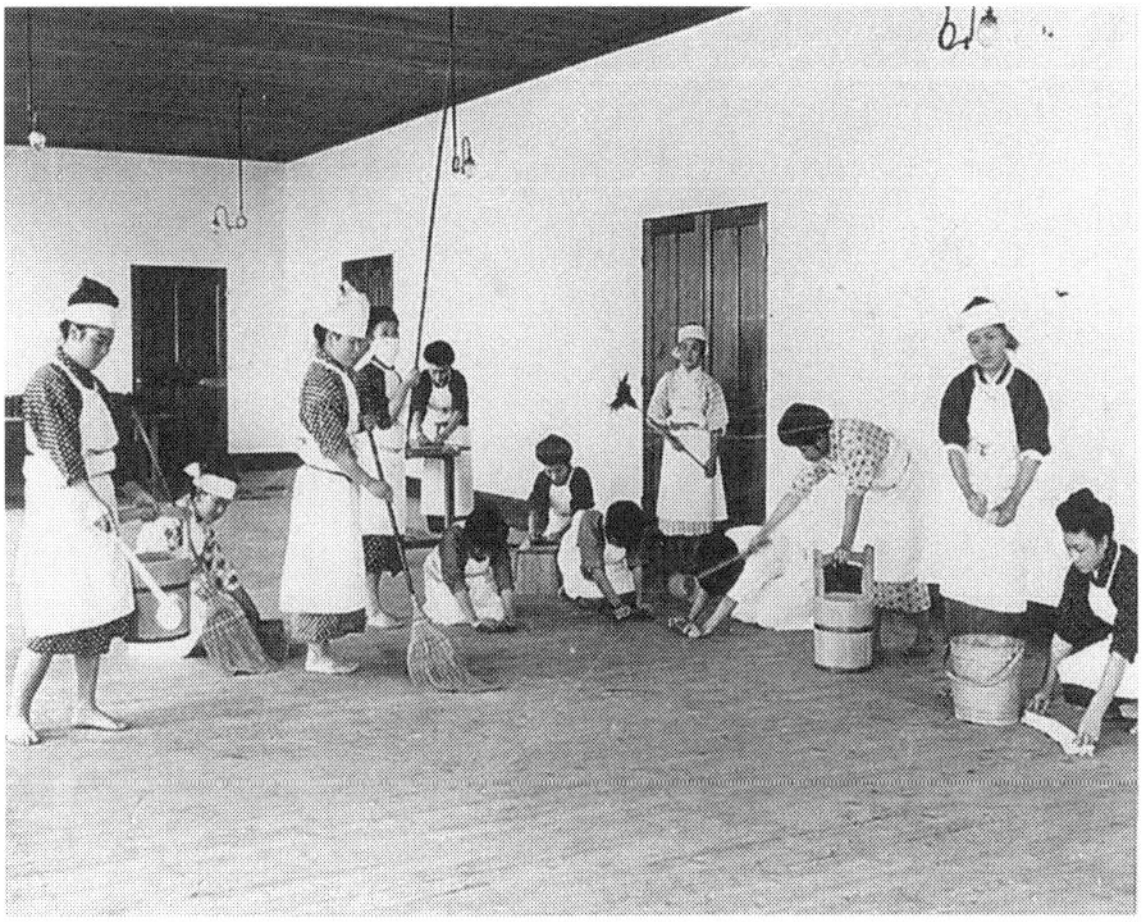

写真 2-12　看護婦教育所での清掃風景（慈恵看護専門学校所蔵）

病院内の清掃は、徹底して行われた。それは、海軍軍医総監の高木兼寛所長の発案であった。軍隊の「甲板磨き」のようにブラシに石鹸水をつけ、隅から隅まで床をごしごし洗い、ピカピカに磨き上げた。病室内や教育所の全てについて、整理整頓、清掃は常に心がけられていた。

高木兼寛は英国でキリスト教に触れ、その神髄を理解し帰国しており、リードを招聘するにあたり「……耶蘇教ニ関スル事ヲ教訓スルコトヲ許ス……」という契約をしている。

一回生の鈴木キクは、母が熱心なクリスチャンで、本人も一八八六（明治十九）年に、宣教師ジェームズ・バラから受洗している。また、二代取締の松浦里子も新栄教会に通い、一八八七（明治二十）年六月二十六日に石原保太郎牧師より受洗した記録が『新栄教会最古の人名簿』[*4]に見られる。この名簿には一八八六（明治十九）年五月に一回生の吉岡ようと拝志ヨシネ（同十九年四月生徒採用）が、同年六月に一回生板谷コト（神奈川県武州北多摩郡五川村四〇番地、慶応二年十一月）、一八八七（同二十）年一月に二回生の笹岡とよ（明治元年六月九日生、日本橋濱町二丁目十二番地、写八長女）が受洗している記録がある。

リードを含め松浦里子、鈴木キクと当時の看護指導者は熱心なクリスチャンであった。リードの指導のもと、生徒たちが学ぶ環境のなかにキリスト教は浸透していった。

コラム④　一枚の写真——大隈重信侯と教育所生徒

一八八九（明治二十二）年十月十八日に、大隈重信が外務省の前で暴徒の投げた爆弾のために右脚を負傷する事件が起きた。通りかかった高木兼寛は、他の医師と共に治療に携わり、大隈邸に教育所生徒を派出した。

写真は、大隈を中心に家族や親戚の方々と撮ったものである。ある日筆者が、早稲田大学に勤務する友人とその写真を見た時のこと、友人の第一声は「大隈重信に髭がある。珍しい写真だ。彼は、髭は人を威嚇すると言って、決して髭を蓄えて人前には出なかった」であった。

今まで何回も写真を見ていたが、気づかなかった。そして、教育所生徒が大隈重信の横に座っている意味を考えていた。二列目の綾子夫人は他の写真から特定できた。友人は、綾子夫人以外の人々の名前を数人教えてくれたが、私には分からなかった。しかし、教育所生徒については、友人は一言も言及しなかった。

この日のことは、何度となく思い出す。大隈重信の髭については、その後数枚の写真を意識して見たが髭のある写真はなかった。早稲田の友人は、大隈重信を中心に見て、私は教育所生徒を中心に見ていた。立場や見方や写真に対する知識によって、見えてくるもの

＊4　『新栄教会最古の人名簿』新栄教会

は違うと学んだ。以後、写真を見る時は慎重に、背景の様子や人々の写っている位置など何度も見るようになった。写真は多くの情報を内蔵していると思っている。

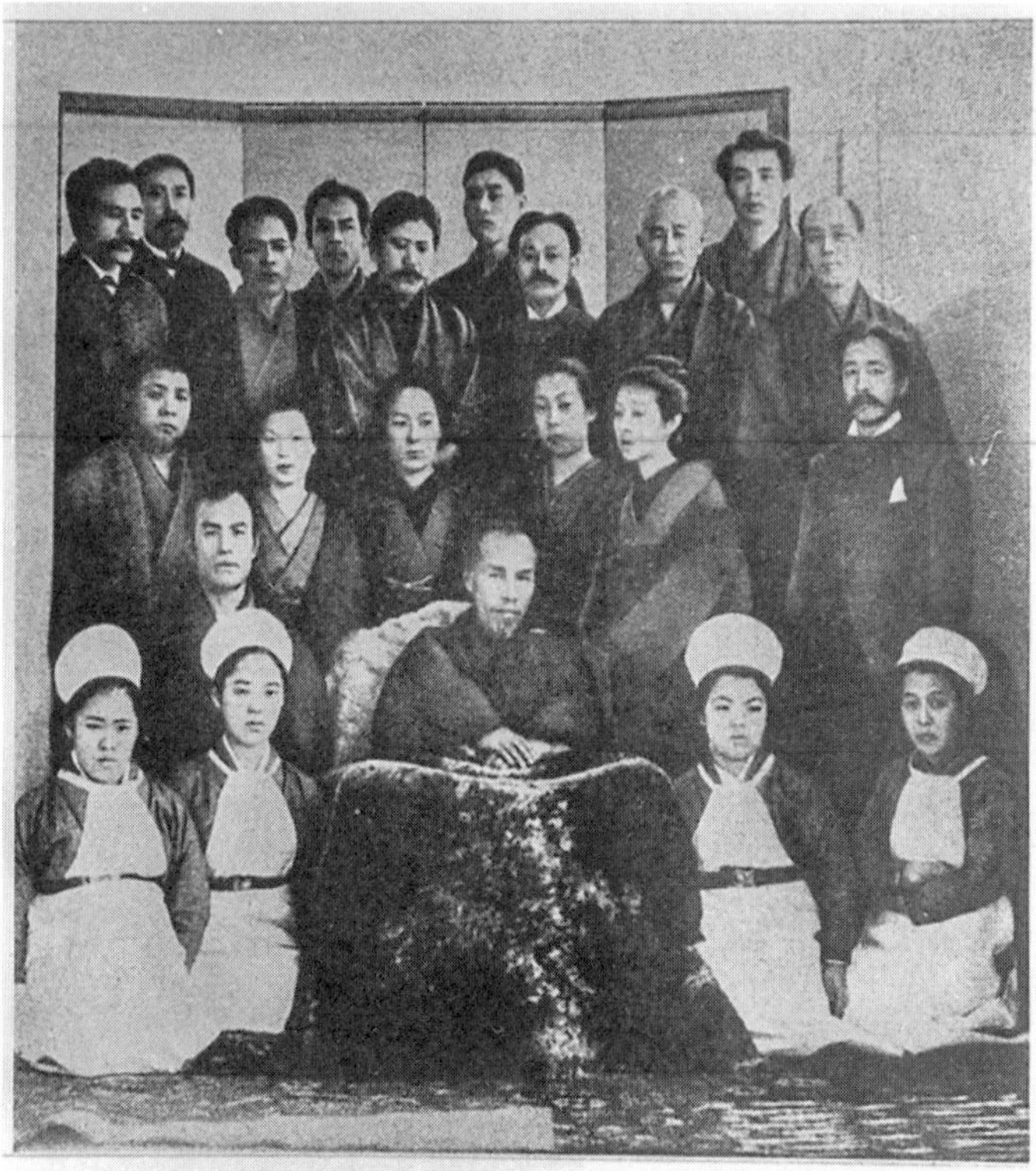

写真 2-12　大隈重信の回復記念写真。前列左から松井トラ、橋村延世、大隈重信、高部マツ、平野チサ（慈恵看護専門学校所蔵）

コラム⑤－1　本多銓「看護婦解剖講義録」と出会う

筆者が何気なくインターネットを見ていた時に、企画展「本多静六を支えた妻銓子と養父晋」という文字が飛び込んできた。本多銓子は、明治期に高木兼寛が開設した成医会講習所で学び、日本で四番目の女医になった人である。本多静六は、林学博士で日比谷公園などの設計で有名である。

展示資料の内容を見ていくと、〈銓子関係〉の中に昭憲皇太后より賜った英語辞書、往診鞄などの他に「看護婦解剖講義録」（明治二十三年頃）とあった。これはもしかしたら教育所で本多銓子が解剖の講義をしたのではないかと思い、早速、企画展の主催者である久喜市教育委員会文化財保護課に連絡を取った。教育委員会では、講義録の詳細は分からないが、見せてくださるとのこと。コピーがしたい旨申し出ると「古い書物でコピーはできません」との返事。「撮影はいかがですか」と問うと、「こちらにいらしていただいて、ご自分でお撮りいただければ大丈夫です」と言ってくださった。早速、オーバーヘッドスキャナーを購入し、パソコンと写真機と白い手袋を車に乗せ、教育委員会へ伺った。委員会では展示資料の数々を見せていただき四時間余りかけて「看護婦解剖講義録」等の撮影をさせていただいた。調べると講義録はやはり教育所の生徒を対象にしたもので、明治期の教育所の解剖の講義内容を知る初めての史料であった。

このことから、史料探しのアンテナの重要性と、直ちに行動を起こして史料を自校に残す方法を講じることの大切さを感じた。

コラム⑤－2　本多家文書の中に見つけた成医会講習所三人の女子学生

二〇二二（令和四）年六月のこと、たまたま筆者がインターネットで「本多銓子」を検索したところ、久喜市の郷土資料館の方が、二〇二一（令和三）年十月に行った『日本で四番目の公認女医本多銓子について』と題した講演会の資料が目に飛び込んできた。その中に、本多銓子、松浦里子、山崎富子の三人が写っている写真があった。写真の裏に「明治十四年十二月中旬（即ち十七日なり）、京橋鎧屋町十一番地、成医会講習所中の学生山崎富子ならびに松浦千里氏なり。ただし山崎富子、同志の帰国につき計らずも同氏を伴いてこれを写す。本多銓女」と書かれていた。

早速、久喜市の資料館に連絡したところ、写真のデジタルデータをお送りいただけることになった。本多銓子と松浦里子が成医会講習所に入所して学んだことは知っていたが、山崎富子については、初めてその名を知った。そこで調べ始めた。その結果、山崎富子は宮城県生まれの医師の娘で、兄や伯父から眼科と産科を学び、結婚後、本格的な医学修業のため上京、海軍軍医総監戸塚文海の塾生となり、東京府病院産婆教授所で学び、一八八一（明治十四）年十一月十三日に産婆営業免許状を授けられたことが分かった。戸塚文海と高木兼寛とは旧知の中であり、一八八一（明治十四）年五月に開講した成医会講習所に推薦したことは十分考えられる。山崎富子は一八八二（同十五）年二月に石巻に帰郷した。短い間であったが三人は共に学んだことが判明した。

その後、久喜市資料館の方とのやり取りの中で、「本多家文書」の整理がすすみそのリストができたとお聞きし、伺って史料を見せていただいた。史料の中には慈恵の看護教育の歴史をひもとくうえで重要な史料や、銈子の「命名書」や「絶筆写」など多くの貴重な史料があった。

この経験から、少しのヒントを手がかりにして調べをすすめることで、思いがけない成果を得ることがあると実感した。しかし、インターネット上の情報は、削除や更新などにより探している情報が得られなくなる場合があるので、注意が必要であると感じた。

第三章　看護婦教育所指導者

教育所の生徒の教育は、所長および取締を中心に、東京慈恵医院の医師や卒業生の中で教育掛になった者や外部の講師らにより、熱心に行われた。明治期の所長および取締は次の人々であった。

初代の教育所所長は高木兼寛で、一九二〇（大正九）年に七十二歳で逝去するまでその任にあたった。

初代の取締はM. E. Reade（一八八五～一八八七年）、二代は松浦里子（一八八七～一八九一年）、三代は鈴木キク（一八九一～一九〇一年）四代は、小倉竹代（一九〇一～一九一一年）であった。

一　初代教育所所長　高木兼寛

高木兼寛（一八四九年九月一五日～一九二〇年四月十三日）は、教育所創設以来三十五年間にわたり教育所所長を務め、看護婦の教育に尽力した。その間に、医師として病院の経営や医学専門学校の運営にあたった。高木兼寛の教育所所長としての活動の二、三について記述する。

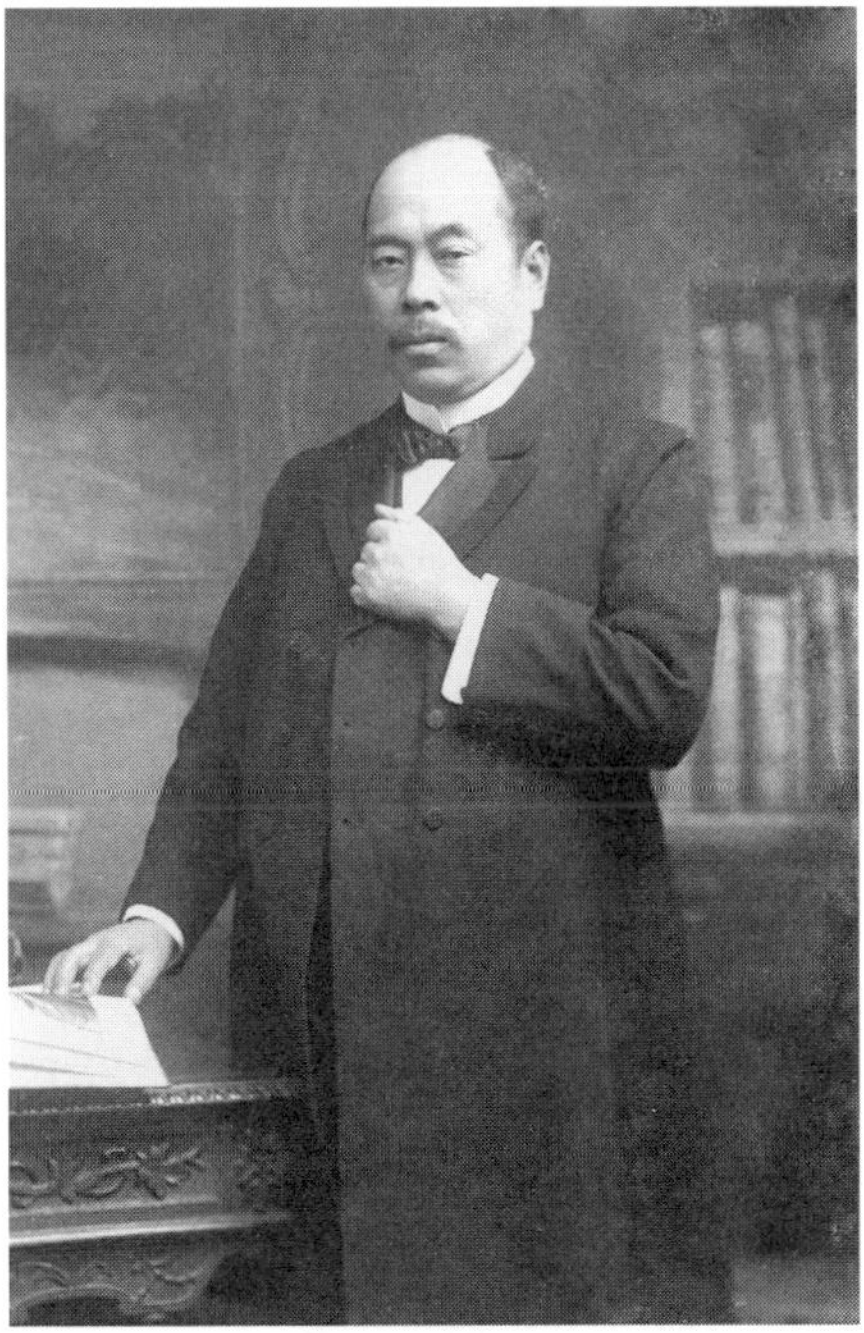
写真 3-1　初代教育所所長、高木兼寛、明治 39 年（東京慈恵会医科大学所蔵）

明治二十年、日本最初の看護婦留学生を英国に送る

一八八六（明治十九）年にリードとの二年契約を結んだ高木兼寛は、リードの後の慈恵のことを考え、セント・トマス病院の看護を経験し、看護とは何かを実践を通して伝えていく人材が必要であると感じていたようである。そこで高木兼寛は、一八八七（明治二十）年に教育所の生徒の中から、拝志ヨシネと那須セイの二名を選び英国に留学させた。

同年十一月十一日、皇后陛下行啓の折の報告には次のような記録が掲載されている（『東京慈恵医院第一報告』）。

現今生徒拾弐名

大石テル　二十四年　　吉岡ヨウ　二十四年

鈴木キク　二十四年　　近藤カツ　二十七年

板谷コト　二十二年　　庄田もよ　二十年

笹岡トヨ　二十年　　島　きん　二十二年

清水のぶ　二十二年　　長谷八重　二十一年

現今英国へ留学中

本年七月二十三日発足同九月九日着

拝志よしね《原文ママ》　二十二年　　那須せい《原文ママ》　二十一年

『看護婦入退簿』によると、英国へ留学した拝志ヨシネは、一八八六（明治十九）年二月四日に見習として採用され、同年四月五日に生徒として採用されている。そして、同年五月九日に新栄教会の石原安太郎牧師から受洗している。

一方、『慈恵医院第一報告』には那須セイが、一八八六（明治十九）年三月一日看護婦補として採用され、月給は五圓であったこと、同年十二月に五圓五拾銭に増給され、留学の二日前の一八八七（同二十）年七月二十一日に「看護婦補那須セイを生徒トス」という記録がある。

東京慈恵医院看護婦教育所の二人の生徒は、一八八七（明治二十）年七月二十三日横浜港から出帆した。二人が出国するにあたって、外務省の記録を調べると、次のように記されていた。

英 那須セイ 大分県 看護法研究 私 旅券番号一七七五　七月二十三日平民 倫敦
英 拝志徽音《原文ママ（ヨシネ）》 愛媛県 看護法研究 私 旅券番号一七七六　七月二十三日士族 倫敦

一八八七（明治二十）年七月三十一日の「朝野新聞」に「香蘭女史の看護婦頌」と題して、「香蘭女史の寄書　芝愛宕下の慈恵医院の看護婦拝志ヨシネ、那須セイ二女の英国に修学のことは諸新聞紙に記載あり」という文章から始まり、「贈看護婦那須氏ならびに引雲燐山房主人」という漢詩が掲載されている。その大要は以下の通りである。

幼児疾を獲て命且夕に在り。看護婦を愛宕下医院に傭う。婦名は清。弱齢にして温容。事に処するに親切。衣服を解かざること数日。疾遂に癒るを得。医薬の奏功と曰うと雖も、看護に由るところも亦多し。婦帰居するに及び、若干の金を与え、以てその労を慰めんとせしが、固辞して受けず。余その廉に感殞じ、此の賦に似ぐ。

杏林一に芳姿に委すより。鉛華御さず眉画かず。
餌薬尊殯漿に心を用いて苦しむ。回春の力医に於いて大なり。

これは、英国留学前の那須セイの派出看護の様子を表したものである。看護実践に秀でていた彼女の働きに期待して、特別に生徒の身分で留学させたのであろう。

この留学については、一八八七（明治二十）年八月五日の「医事新聞」第二三七号に看護婦洋行の嚆矢として掲載された。

七月二十三日に横浜港から英国に向けて出航した二人は、一八八七（明治二十）年九月九日にロンドンに着いたが、船の中で大変な経験をした。そのことは、ロンドン・メトロポリタン・アーカイブスのセント・トマス病院関係資料を中心とした資料のなかに保管されていた。それは、一八八七年十二月三十一日に高木兼寛の恩師ウイリアム・アンダーソン医師がナイチンゲール基金の秘書官であったヘンリー・ボナム・カーター（Henry Bonham Carter）に宛てた手紙である。次の文は、手紙全文を日本語に訳したものである。

「拝啓

セント・トマス病院に見習い生として承認されてしかるべく二人の日本人志願者の申し込みが受け入れ不適当とみなされているということをミス・プリングルから聞いて非常に残念に思

っております。申込書に二人の地位が充分に述べられていないことを事前にチェックしなかったのは私の責任です。もし、チェックしていたら二人の申し込みはもう少し好意的に考えられていたでしょうから。この件に対しての私の強い関心を貴方が認めて下さることを信じております。

日本の人々に私のお詫びの気持ちを表すために、二人を受け入れて下さるよう、貴方のご好意にすがることをきっとお許しくださると思っております。次のことが申込書に付記されておかれるべきでした。不慮の事故のためにこの二人の若い女性は、正式の人物証明書を所持しておりませんでしたが、二人は東京で最初の唯一の自由な病院である東京病院と高木医師によってイギリスに派遣されたのです。高木医師は、現在はその病院の外科医の一人ですが、かつてはセント・トマス病院のすぐれた生徒だった人物です。私たちの病院は日本の外科医の新しい学校教育のためのイギリスでのセンターの役割を果たしてきています。ここのかつての生徒たちは、現在政府下の要職にあり、我々の看護制度を採用することを願っています。彼らの看護婦の二人がロンドンに派遣されているのはこの目的のためなのです。もし二人がナイチンゲール・ホームから排斥されるようなことになれば、落胆などというものではありません。なぜならば、他の病院での看護訓練状態では二人を派遣した人々は満足できないでしょうし、二人を送り出した日本の関係者が関連をもつイギリスの病院はセント・トマス病院をおいて他にはないからです。

現在の難しい状況は、二人が日本から送られてきた時に同行した人物の死……それはイギリスへの航海の途中で起こったのですが……に起因しているということを申し上げておくべきだと思います。でももし必要ならば現在ヨーロッパにいる日本の公使であったサラー・フランシス・プランケット氏と私とて二人の地位は保証いたします。普通の状態ではお願いできなかったはずの、二人の志願承諾を大目に見ていただきたいという私の心からの訴えをお許しくださることを期待しております。

敬具

ウイリアム・アンダーソン

ボナム・カーター殿

この手紙にある「不慮の事故」とは、二人が日本から英国までの航海に同行した宣教師・ハリソン（F. Harrison）夫人が病気のため航海の途中で死亡したことが日本側の資料から判明した。

アンダーソンの協力で、二人はセント・トマス病院で看護研修を行うことができた。そして、二年間の研修を終え、一八八九（明治二十二）年十一月二十二日に帰国した。

帰国した二人について『東京慈恵医院第三報告』には次のように記されている。

明治二十二年十一月廿九日去廿年七月廿三日発足英国留学ノ處去ル廿二日帰朝ニ本日左ノ通リ申付

三等看護婦　林徽原文ママ（拝志ヨシネ）音　　同上　那須セイ

日給四拾銭

当時の教育所卒業生の卒業時の身分は四等または五等看護婦であったので、三等看護婦ということの待遇を見ると、二人に対する期待の大きさがうかがわれる。一八九〇（明治二十三）年三月には、一回生の鈴木キクと共に拝志ヨシネと那須セイが看護婦生徒教育掛となり、後輩の指導にあたった。また、同年十一月十七日には拝志ヨシネは男室看護長兼手術室掛に、那須セイは女室看護長兼外来診察場掛となった。

一八九〇（明治二十三）年七月一日発行の『女学雑誌第二二一号』に、次の記事が掲載された。

「慈恵医院を訪問した女学雑誌の記者を八木まさが案内し、林原文ママ（拝志）と那須とで病室を巡った。林は英国より持ち帰った写真数十葉を見せセント・トマス病院を説明してくれた。英国の看護婦の数については、年に一度の看護婦の会合では、ロンドン市中の病院から集まる人のみでも三千人のおおきにいたると話す。松浦氏の全快を祈る。」

一八九一（明治二十四）年三月七日発行の『女学雑誌第二二五号』には、慈恵医院と題して次の記事が掲載された。

「慈恵医院　東京芝の同院は益々整頓に赴きたり、同院は貴婦人の寄附を以て設立し、専ら貧困にして、自ら治療し能わざる病人を施療する所なり、看護婦は試験の上採用す、初見習生として、数カ月試業し、後生徒に進む、卒業期は三年にして、毎日学理的より看護法を研究し、又直接病人に接して実地修業す、其業務の繁忙なる、毎日午前四時に湯を沸かし、小桶に入れて、病人の顔手を、一人毎に丁寧親切に洗ふ故、今日か、明日かの危篤なる病人も、其苦痛を忘れて喜び合へり、看護婦長は男女両室に各一名ありて、三、四年間海外にありて看護法を修め、熱心なる献身的の慈善家なり、身には質朴にして粗末なる黒服を着し、常に病室を離れず、看護婦を指揮するとぞ」

ここに書かれている看護婦長は、拝志ヨシネと那須セイを指している。二人はセント・トマス病院のマトロンと同じように黒服をまとい、病人に対する心のこもったケアを指導していた。

その後、東京都養育院幹事の安達憲忠と結婚した拝志ヨシネは、一八九一（明治二十四）

年二月に生徒取締代理となったが、その後、結核に罹り、同年六月二十五日の例会で、「教育係を免ずること」という辞令がおりた。結核が重くなったのであろう。一八九二（明治二十五）年二月二十八日、二十七歳で病没した。那須セイは、看護長として勤めた後、一八九一（明治二十四）年六月二十六日に退職した。

二人の帰国後の働きは、高木兼寛が求めたセント・トマス病院の看護を日本にという目的を達し、二代目看護婦取締の松浦里子、さらに三代目取締の鈴木キク（二回生）に引き継がれ、慈恵の看護の礎を築いたといえよう。

シカゴ万博「世界慈善・矯正・博愛会議」の「病院・看護国際会議会議録」に見るF・ナイチンゲールと高木兼寛

高木兼寛が英国に留学したのは、二十七歳から五年間であった。その時期、ナイチンゲールは五十五歳〜六十歳であった。セント・トマス病院で学ぶ若い医学生がナイチンゲールに会う機会はなかったのではないかと思われる。しかし、高木兼寛がセント・トマス病院にある看護婦訓練学校や卒業看護婦の看護実践、さらに病院建築を通して、ナイチンゲールの思想や看護に対する取り組みに関心をもっていたのは確かである。それは、帰国後、有志共立東京病院看護婦教育所を創設しナイチンゲールシステムを取り入れ、病院建築にナイチンゲール病棟を参照した高木兼寛の行動から推測できる。

一八九三（明治二十六）年のシカゴ万博時に開催された「世界慈善・矯正・博愛会議」の一部として行われた病院・看護に関する会議の記録集「病院・看護国際会議（一八九三年）会議録」によると、高木兼寛（四十四歳）は「TOKYO CHARITY HOSPITAL」と題して病院の状況を報告している。高木兼寛は、国際会議の第三分科会議長のドクター・ジョン・S・ビリングスに「日本における慈善事業の歴史について依頼を受けたが、資料不足のため『Tokyo Charity Hospital のみについて短く伝えようと思う」と書簡をしたためている。その書簡の概略は次の通りである。

一．組織　病院委員会は一八八一年に設立され、百三十六人の寄付者を得て病院を組織し、一八八二年八月に開院した。病院は一八八六年から皇后陛下の御眷護の下にある。皇后陛下の特別な命を受けた十名の貴婦人で構成される委員会があり、総裁は有栖川宮熾仁親王妃董子殿下である。

皇后陛下によって任命された十二人の内科と外科の相談員がいる。

病院のスタッフは三人の住み込み内科医と外科医を含む人から成り、全員無給である。

二．病院の財政　病院は十二万円の基金の利息、ボランティアの寄付金、婦人慈善会によって行われるバザーや展覧会など収益によって維持されている。

三．病棟　二階建の二病棟はパビリオン方式でレンガ造りである。そして、部屋の中は百二十二ベッドを収容できる部屋に分かれているが、現在は六十ベッドだけが使用されている。

四．患者の支払いはない。

五．二つの小さな病棟は、六つのベッドを備え伝染病のために使用されている。

六．病院の食事と台所は日本式である。

七．手術室は木造である。

八．全ての洗濯は病院の外で行われている。

そして、一八八二年から一八九二年までの入院と外来患者数が表で示されている。

次に、Tokyo Charity Hospital Training School For Nurses という項目があり、一八八五（明治十八）年に有志共立東京病院看護婦教育所として開学し、一八八七（明治二十）年に東京慈恵医院看護婦教育所と改称した教育所の概略が述べられている。

この学校はボランティア寄付金によって一八八五年に設立した。生徒たちの教育年限は、二年半である。履修科目は、基礎的な解剖学、生理学と看護学である。八年が経過し、百二十二名が入学し、四十七名が課程を終了し、筆記、口頭試験、実技試験の後に証明書を取得した。二十二名はまた学習中で、四十八人は落第した。トレインド・ナースは、人々によく受け入れられている。

この病院・看護国際会議の記録集から、病院はセント・トマス病院と同じ施療病院であり、皇后陛下の御眷護のもとに運営されていること、病棟はパビリオン方式でレンガ造りであることなどが報告されている。実際の病棟はナイチンゲール病棟を模したものであった。

さらに、高木兼寛は一八九三(明治二十六)年という早い時期に、すでに世界に向かって、日本の看護教育は一八八五（明治十八）年に有志共立東京病院看護婦教育所から始まったことを標榜していたことが明らかになった。

そして、同じ「病院・看護国際会議（一八九三年）会議録」の中には、七十三歳のナイチンゲールが、発表（代読）した『SICK NURSING AND HEALTH NURSING』（病人の看護と健康を守る看護）の原稿が掲載されていた。この論文は、「新しい芸術であり新しい科学でもあるものが、最近四十年の間に創造されてきた。そしてそれとともに新しい専門職業とよばれるものが生まれてきた」という有名な文章から始まり、次に続いている。

And the art is that of nursing the sick. Please mark–nursing the sick not nursing sickness. We will call the art nursing proper. ……

（そして その芸術とは病人を看護する芸術である。病気の看護ではなくて、病人の看護というところに注意してほしい。われわれはこの芸術を本来の看護と呼ぼう……）

「病人の看護であって、病気の看護ではない」というナイチンゲールの考えは、現在も慈恵の中で大切に継承されている思想である。

高木兼寛が、英国留学中にナイチンゲールと会ったという記録は見いだされていないが、偶然にも病院・看護国際会議の記録集の中に二人の文章の存在を確認できた。この記録集はナイチンゲールの目に、そして高木兼寛の目にとまったに違いない。

マッギー夫人の来日と高木兼寛

日清戦争の救護活動のために、一九〇四（明治三十七）年四月二十二日横浜に上陸した米国の女医 Anita Newcomb McGee（アニタ・ニューカム・マッギー、以下マッギー夫人）は九名の看護婦を率いて来日した。そして、日本赤十字社の救護活動に加わり、主として広島予備病院で六月二日から十月八日まで活動し、十月二十一日に長崎港から帰国した。

日本で最初に看護教育を開始した高木兼寛は、海軍軍医・接待委員・矯風会の名誉賛成員の立場で、マッギー夫人一行を歓待した。雑誌『American Angels of Mercy 1904 DR. ANITA NEWCOMB MCGEE'S PICTORIAL RECORD OF THE RUSSO-JAPANESE

WAR』には横浜に着いた一行の様子、グランドホテルでのレセプションなど多くの写真が掲載され、高木兼寛も加わっている。

高木兼寛は、『成医会月報　二六八号』（明治三十七年六月三十日発行）の成医会記事（二三～二九頁）にマッギー夫人一行について述べている。要点は次のようなことである。

「来日したマッギー夫人の講演内容は人心上、感化力があり、国家にとって益がある。将来、日本と英米二国との婦人の交流を発展させる。

ドイツの看護婦学校を卒業した英国婦人ミス・ナイチンゲールが、クリミアで傷病兵の看護に従事したのが、戦時救護活動の歴史上第一である。米国は世界で初めて軍隊に看護婦を編入した。

看護婦の進歩は、国家の点から非常に利益がある。実際には公衆衛生の先導者となって解剖学、生理学、衛生学、看護学の知識を一般公衆に向けて、健康、病気、病気の予防の観点から日本全国に教えて回っているので、国民を強壮ならしめる力があると思われる」

記事のように、高木兼寛はマッギー夫人一行と行動を共にしながら、日本の看護婦の進歩は国家の点から非常に利益であると主張している。マッギー夫人一行は東京慈恵医院を訪れ、生徒たちと写真を撮っている。

高木兼寛は、看護婦の教育に熱心であった。一九三五（昭和十）年に行われた創立五十周年の祝賀会の折、五回生の大島マサ〔一八九〇（明治二十三）年十月十五日卒業〕が述べた祝辞にその一端を知ることができる。

「……故高木先生の御慈愛深き御教育は五十年後の今日までも尚忘れることはできないのでございます。万事につけて先生の誠と熱とには敬慕の涙がとどまりません。先生は御自ら看護学を御受持ちになりましていとも御熱心に精神的に教へ下さいました。看護の業は実に神聖で立派な仕事である。心を高尚に持つ様に、医師に対しては敬意を表し治療に就ては忠実に働かねばならぬが決して医師の小使ではないのだから御機嫌を取ったりヘイヘイ等しないでよろしい。

病人に対しては何時も心からやさしく親切丁寧にいたわり決して貧富の別をつくってはいけないと懇に仰せ聞かされたのであります。私ども先生の御趣旨を守りいつも心を高く明るく温和に持つ様心がけておりました。……」

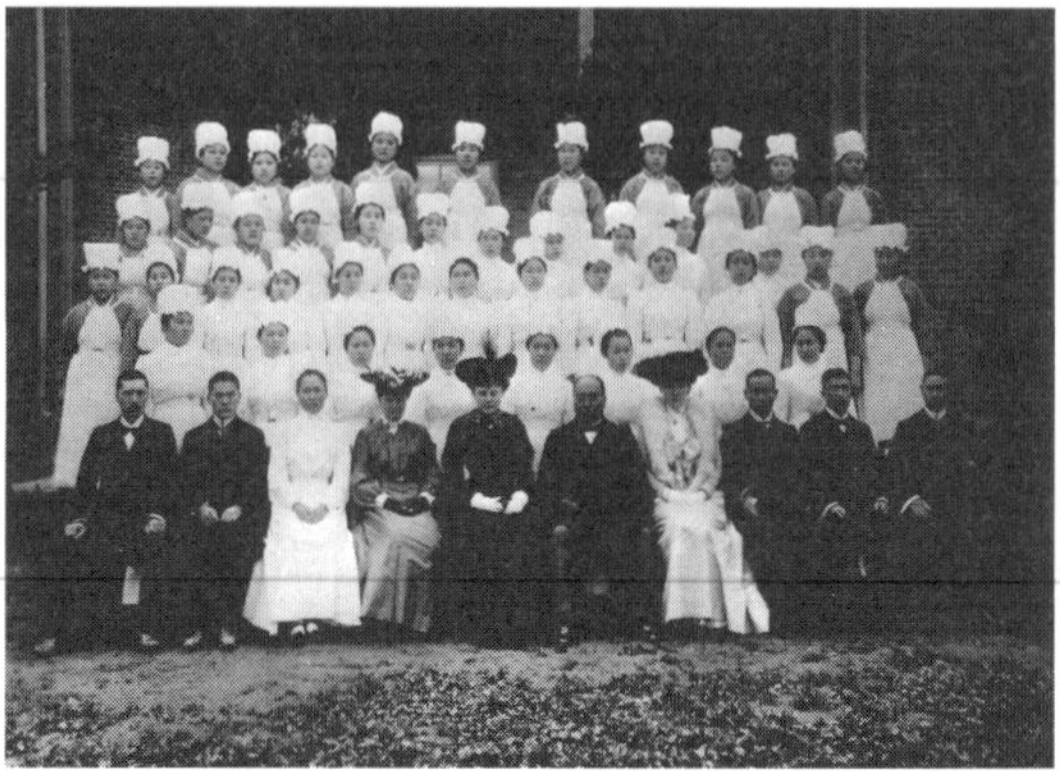

写真 3-2　マッギー夫人一行と高木兼寛ならびに教育所生徒、明治 37 年（慈恵看護専門学校所蔵）

二　初代取締　Mary E. Reade

氏名の綴り　リードの名前は、Mary E. Reade であろうと考えていたが、特定できなかった。それは、宣教師の手紙や長老派教会の年報、新聞などによって、リードの名前にいろいろな綴りが見られたからである。そして、和紙に縦書きの日本の文書には「ミス、エム、イ、リード」としか書かれていなかった。
二〇一五年に発見したリードの墓石にはM. E. Readeと刻まれ、セメタリーの記録にはMary E. Butler Readeと記載されていた。また、リードの養父Hezekiah Lord Readeの新聞の死亡記事と彼の業績を紹介している本の中では、Mary Ella Butler (Reade) と記されている。いずれにしても年報や新聞などに書かれていたMiss ReedやMary L. ReedeやM. E. Readではないことが分かった。
リードの旧姓はButlerであったが、幼い頃にReade家の養女となって姓が変わり、Mary Ella Reade (Butler) つまりM. E. Readeとなった。しかし、リードが養女になってからも、旧姓を使う場合にはMary Ella Butler Readeと表記したことも考えられる。

出生　リードは、一八六〇年にニューヨークで生まれた。リードは、Hezekiah Lord ReadeとFaith B. Partridge Readeの養女となった。リードは養父母とNew London County Connecticut, USAで過ごした。養父は、コネチカット州東部の最も著名な人物の一人であった。彼は文筆家であると同時に、製紙会社を経営し、銀行の頭取でもあった。リードが暮

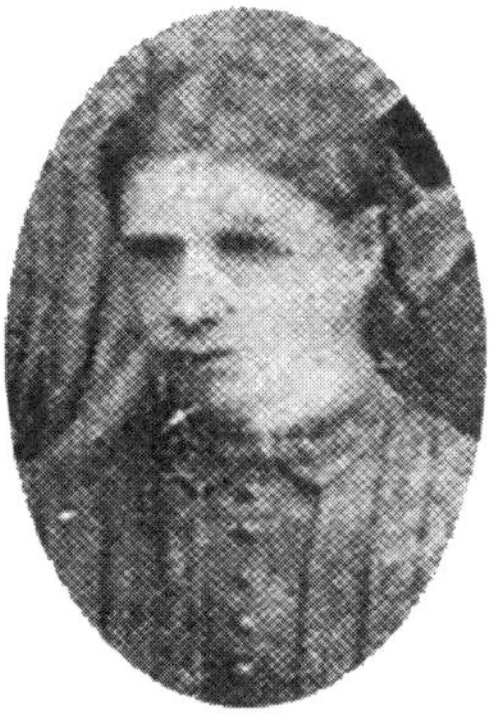

写真3-2　初代取締
Mary E. Reade、明治20年2月3日に写す
（慈恵看護専門学校所蔵）

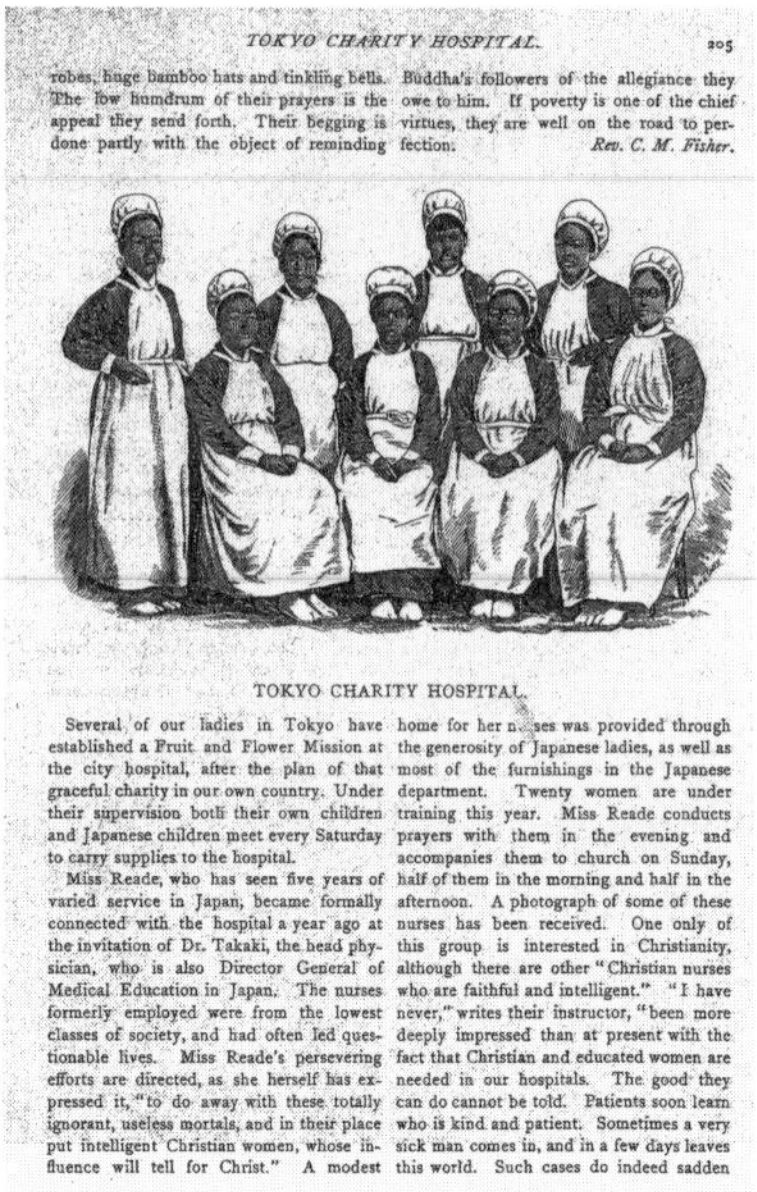
TOKYO CHARITY HOSPITAL. 205

robes, huge bamboo hats and tinkling bells. The low humdrum of their prayers is the appeal they send forth. Their begging is done partly with the object of reminding Buddha's followers of the allegiance they owe to him. If poverty is one of the chief virtues, they are well on the road to perfection. *Rev. C. M. Fisher.*

TOKYO CHARITY HOSPITAL.

Several of our ladies in Tokyo have established a Fruit and Flower Mission at the city hospital, after the plan of that graceful charity in our own country. Under their supervision both their own children and Japanese children meet every Saturday to carry supplies to the hospital.

Miss Reade, who has seen five years of varied service in Japan, became formally connected with the hospital a year ago at the invitation of Dr. Takaki, the head physician, who is also Director General of Medical Education in Japan. The nurses formerly employed were from the lowest classes of society, and had often led questionable lives. Miss Reade's persevering efforts are directed, as she herself has expressed it, "to do away with these totally ignorant, useless mortals, and in their place put intelligent Christian women, whose influence will tell for Christ." A modest home for her nurses was provided through the generosity of Japanese ladies, as well as most of the furnishings in the Japanese department. Twenty women are under training this year. Miss Reade conducts prayers with them in the evening and accompanies them to church on Sunday, half of them in the morning and half in the afternoon. A photograph of some of these nurses has been received. One only of this group is interested in Christianity, although there are other "Christian nurses who are faithful and intelligent." "I have never," writes their instructor, "been more deeply impressed than at present with the fact that Christian and educated women are needed in our hospitals. The good they can do cannot be told. Patients soon learn who is kind and patient. Sometimes a very sick man comes in, and in a few days leaves this world. Such cases do indeed sadden

写真 3-3　リードが書いた文章とともに学生のスケッチが掲載されている雑誌（慈恵看護専門学校所蔵）

らした自宅の敷地は、広大なものであった。

来日　リードは米国長老派教会ニューヨーク婦人伝道局から、宣教師として米国長老教会在日宣教師団（在日ミッション）に派遣された。その目的は、新栄女学校のK. M. Youngman（ヤングマン）が英語と音楽を教える女性を求めたことによる。一八八一年十月三日に英国船オセアニック号（三七〇〇トン）で、宣教師J. B. Porter（ポーター）とサンフランシスコを出航し、十月二十九日に横浜港に到着した（The Japan Gazett, November 8, 1881）。この時、リードは二十一歳であった。

来日後の活動　来日後は築地居留地四十二番地にある新栄女学校で仕事をした。一八八三

（明治十六）年、リードは新栄女学校からフィラデルフィア婦人伝道局の運営のもとにあった番町の櫻井女学校に移り、M. T. True が帰米している間（一八三三年十月二十三日～一八八五年五月十一日）A・デイビスの教育を補佐していた。『フィラデルフィア婦人伝道局年報』（一八八四年版）には「ニューヨーク婦人伝道局のミス・リードは M. T. True が不在の間、番町スクールで私たちの働き手に喜ばれる助力をしており、教師と生徒に慕われた」と記されている

リードと慈恵との出会い　リードが慈恵と関わりをもつようになった経緯は明らかではないが、高木兼寛と成医会会員であったヘボンの協力は大きかった。

一八八四（明治十七）年九月二十四日に、高木兼寛の要請で米国長老教会在日ミッションの在京浜宣教師によって会議が開かれ、ヘボン、タムソン、バラ、リードら十六名の男女宣教師が参集した。「芝の病院と関係を持ちたいというリード嬢の申し出により、その件について高木博士と話し合いをもつための委員が指名された」とある。その後、一八八四（明治十七）年十月三日の在京浜宣教師会議常任委員会で、リードが芝の病院で仕事をする件について許可された（宣教師ブライアンの報告）。そして、一八八五（明治十八）年一月六日に、ヘボン、ブライアン、マクネア、リードら十三名の宣教師の出席のもと会議が開催され、リードの病院での仕事が高く評価され、一月七日に有志共立東京病院で働くことに関する契約がなされたことが報告されている（宣教師マクネアの報告）。

リードは、すでに一八八四（明治十七）年十月十七日から、看護法教授のため有志共立東京病院に金・土の両曜日来院していた。一方、米国長老教会の宣教師としての務めを果たす役割をもっていたので、芝の病院で働くためには在日ミッションの許可が必要であった。ヘボンを中心とした会議でミッションの許可が出たので、リードは一八八五（明治十八）年一月七日に有志共立東京病院で二年間働く契約を結んだ。

初代取締リードの指導　二十五歳のリードは、一八八五（明治十八）年から二年間、取締としてその任にあたった。リードは看護婦教育所の建物が新築落成した一八八六（明治十九）年一月二十日に転居し、教育所内で暮らし、指導にあたった（「沿革記録」より）。

リードの看護指導を表す資料は少ないが、日本と米国に存在している。

〔日本側の資料〕

・同窓会誌『恵和会報　第二号』（昭和九年発行）の「教育所年表」中に、「（前略）……リード女史は米国でナイチンゲール看護教育を受けられた方でありますから、……いまだ一般文化の低かった当時に本教育所では高木先生が病床において英語で教示され、リード女史によって看護実際が教えられたわけで……（後略）」と書かれている。

・『東京慈恵医院第一報告』によると一八八四（明治十七）年七月から一八八五（同十八）年六月の寄附品欄に「看護婦帽子　八個　リード氏」の記載が見られる。さらに、一八八五（明治十八）年月から一八八六（同十九）年六月の寄附品欄にはリード氏からの寄附として「団扇　二十六本、哺乳器一個、四布蒲団　一枚、看護婦前掛　二十六枚、看護婦帽子　四十六個」の記載が見られる。

・一八八五（明治十八）年三月二十一日の『東京醫事新誌』第三六四号には「リード氏の演説、米国の女教師リード氏は芝区共立東京病院へ日々午前より参られ看護婦に看護の方法を演説し又同氏は医生の依頼により一週間二回づつ英語の教授をさるるよし」という記事が掲載されている。

日本側の資料からは、リードが看護法を指導するのみならず、看護帽子や前掛けの寄付をしていることから、看護婦としての服装を整え、職業としての看護の在り方を示したといえよう。

また、リードの活動は本国にも報告されている。

〔米国側の資料〕

・『一八八五年ニューヨーク婦人伝道局年報』によると、「リードは病人を担当している女性たちに衛生学と看護の知識を与えている。また、病院内におけるキリスト教の伝道も許可されており、入院患者にはイエスと彼の愛を説いている」とある。

・『一八八六年ニューヨーク婦人伝道局年報』では、「リードは病院で貧しい病人の看護をし、慰め励ましている。彼女はトレインド・ナースになるために自分が看護を指導している日本人女性たちと一緒に、彼女たちのために建てられたこぎれいなレンガ造りの建物に住んでいる」とある。

・『一八八六年ニューヨーク婦人伝道局年報』では、「リードの病院における聖書のクラスは三十人で、そのうち十五人はクリスチャンである。安息日の聖書のクラスが維持されている。彼女の指導したトレインド・ナースのクラスには仕事があり、病院の貧しい人々と裕福な階級とに費やす時間配分を行っている」と報告されている。

・リード自身が日本での自分の看護の教育の様子について書いている雑誌がある。それは、米国長老教会婦人伝道局の機関誌『Woman's Work for Woman and Our Mission Field』（一八八六）である。内容は、「病院には三十人の看護婦が勤務し、彼女たちは今では看護婦と呼ばれることにプライドをもっている。病院にとても愛着をもっていて、派遣されるときは喜んで出かけ、再び喜んで戻ってきている。以前にはあった看護婦たちの間のけんかや嫉妬や盗みがなくなってきた」などと書かれて、生徒たちを描いた手書きのスケッチが添えられている。

伝道局年報には、リードが有志共立東京病院看護婦教育所に生徒と共に住まい、看護を教えていること、そして宣教師としての布教活動も熱心であることが報告されている。また、リード自身も生徒たちが看護の仕事にプライドをもっていると報告しているが、新しい職業である看護婦を目指す人たちが、その職業にプライドをもてるよう教育にあたったリードの功績は大きい。そして、そのことは慈恵の看護が継続発展していく上での中核となった。

リードは病院との契約が切れた後も、しばらくは病院で仕事をしていたが、新栄女学校に戻り、本来の女子教育の一環として生徒に音楽を教えていた。

帰国　リードは、一八八八（明治二十一）年に米国長老派教会に辞任届を提出し、五月十九日にバンクーバー行きのザンペジ号に乗って日本を発ち、七月に帰国している（Japan Weekly Mail, May 26, 1888）。二十一歳で来日し、二十八歳で帰国した。帰国後の生活や活動については調査を継続している。

死亡　リードは一九〇二年五月八日に死亡した。四十二歳であった。彼女は体調を崩し、マルティニーク島の近くを船で旅行中、プレー山の噴火により、大やけどを負い、数時間後に亡くなった。旅行中の出来事で、一瞬にして奪われた命であった。彼女の遺体は実家に運ばれ、Jewett 市の墓地に埋葬された。墓地の死亡記載は、養父と同じ New London County Connecticut, USA となっている。墓石には「M. E. READE　A FOSTER CHILD OF H. L. & F. B .P. READE KILLED BY FIRE FROM　MT. PELEE IN HARBOR OF ST. PIERRE ISLAND OF MARTINIQUE　MAY 8 1902　A MISSIONARY IN JAPAN SEVEN YEARS」と刻まれている。

マルティニーク島にあるプレー山は、海抜一三九七メートルの活火山である。北アメリカにあるフランス領マルティニーク島はカリブ海に浮かぶ西インド諸島の島で、北にドミニカ国、南にセントルシアがあり、太西洋とカリブ海が見える美しい島である。島にあるプレー山が一九〇二年五月八日午前八時頃噴火し、火砕流が流れ、マルティニーク島にあるサン・ピエールを全滅させ、三万人余の命が奪われた。

リードの墓石は、養父によって建てられたものであろう。墓石には火山の噴火で娘を亡くした父としての無念が刻まれていると同時に、「A MISSIONARY IN JAPAN SEVEN YEARS」の文字は、熱心なクリスチャンであり伝道者であった彼が日本で活躍した娘を誇りに思う気持ちの表れではないだろうか。養父は一九〇三年に、養母は一九〇四年に相次いで亡くなっている。

三　二代取締　松浦里子

松浦里子（「里」ともいう。一八六一年五月十五日～一八九一年八月二十六日）は、初代取締リードの後継者として抜擢された。その後、病のために世を去るまで現職のまま看護婦の教育にあたった。

医師志望から看護婦へ　松浦里子は、一八六一（文久元）年五月十五日に四谷仲町で生まれた。両親のことは分かっていない。東京府士族松浦泰行の妹で、東京（竹橋）女学校に学び、一八八一（明治十四）年成医会講習所に入所した。

女子教育について進歩的な考えをもっていた高木兼寛は、女子の医学を習得する能力を見極めるために、竹橋女学校に学ぶ優秀な生徒二人（松浦里子・本多銓子）と山崎富子を定期外生として入学を許可し、医学を学ぶ道を開いた。

高木兼寛の期待に応えて、女性たちは成医会講習所で懸命に学んだ。そして、松浦里子は一八八五（明治十八）年十月の第二回東京医術開業前期試験（物理・化学・解剖・生理）に合格したが、その頃から結核に罹患し、後期試験を受験することができない状態であっ

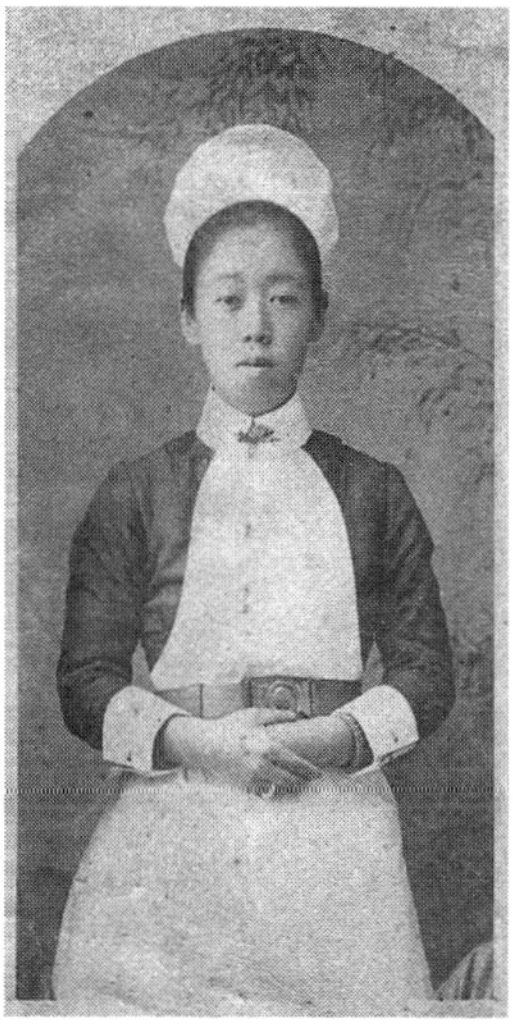

写真 3-4　二代取締、松浦里子
（慈恵看護専門学校所蔵）

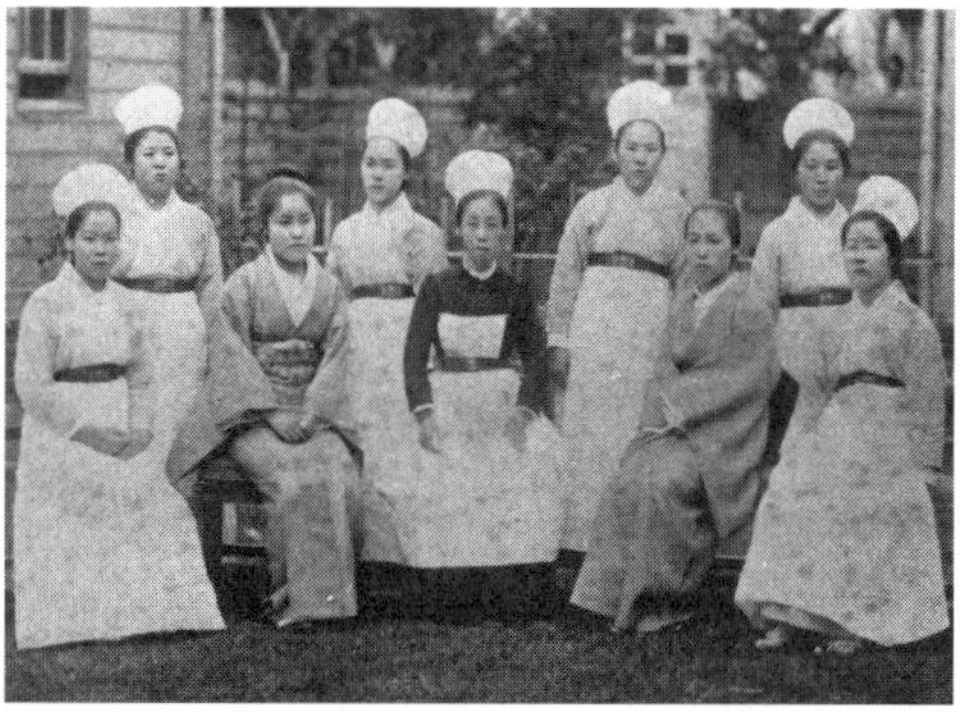

写真 3-5　松浦里子（中央）と看護婦生徒、明治 22 年（慈恵看護専門学校所蔵）

た。高木兼寛は深く同情し、有志共立東京病院で療養させた。松浦は病状が回復した頃より次第に看護婦を志すようになった。

『東京慈恵医院第一報告〜第三報告』には、一八八六（明治十九）年九月に二十六歳で看護婦補として有志共立東京病院に採用され、その後は、同年十二月に看護婦、翌年四月二十六日には看護婦取締心得、一八八九（同二十二）年十二月十日に一等看護婦となり、看護婦取締に就任したことが記載されている。

一方、本多銓子は、一八八八（明治二十一）年に医術開業後期試験に合格し、日本で四番目の女医となった。そして、一八八九（明治二十二）年九月より東京慈恵医院婦人科で、岡見ケイ子（京）主任の助手を務め、教育所生徒の解剖の講義も担当した。当時は、松浦里子が教育所の取締であった。

基督教受洗　松浦里子は、キリスト教を深く信仰し、新栄教会に通っていた。新栄教会の人名簿には「明治二十年六月二十六日　石原保太郎牧師より授洗、生誕文久元年五月十五日　四谷仲町三丁目拾貳番地　士族」の記録が残されている。

教育所七回生の平野藤は、著書『米寿を迎えて』の中で松浦里子について次のように述べている。

「病院にいる間、取締の松浦里子夫人は信仰の篤い理智の優れた人でありました。お部屋に行ってお話を伺う時にはいつも、人はどうしても神様を信じなければいけないから、貴女もキリスト教を信じなさいと申されました」

また、櫻井女学校看護婦学校を一八八八（明治二十一）年に卒業し、大関看護婦会を設立した大関和《ちか》は、松浦里子について一九〇三（明治三十六）年刊の「婦人矯風会雑誌」の「日本看病婦の歴史」の中で次のように述べている。

「里子姉は松浦某氏の未亡人にして医学に志して修業せしも、身躰繊弱にして繁劇なる学務に堪ゆる能はず、遂に身を看護婦事業に委ね、二十年四月同医院看護婦取締となれり、或日妾職務上同氏の教を乞わんとして慈恵医院に訪問せしに、時恰も手術中なりしを以て応接室に於て暫時待てり待つこと三、四十分にして同姉は面接せられたり、姉は容貌秀麗挙動静粛性温和にして言語正しく一見以て一方の長たる態度を顕し其風采たるや今尚眼前に彷彿として、実に敬慕の念、禁ずる能はざるなり姉の妾に面接せられし時は紺地紬に藍と白縦縞の筒袖を身着し、白の前掛及び皮帯を着け頭には白帽を戴かれぬ、其活発にして凛然たる支度は妾の他に多く見ざるなり、其日妾は看病婦元締の方法と実地教授の仕方に就て教示を乞ひしに心よく之を承諾せられ其経験と実地とにつき懇篤に説き給ひ尚参考の為にとて各病室に伴はれ看病婦諸姉の勤務の方法又は交代の時間等委細教示せられたりき、見るに難く学ぶに人なきの時に於て姉より授けられたる、一片の恵みは今更悼懐するも感謝の念に堪えざるなり、姉の徳たるや叱責すべき時に於て之を忍び、却て自分を責め以て陰に陽に当人をして其非を悟らしめしと云ふ」

病死　基督教を深く信仰し、美しく温和で理知的であった松浦里子は多くの人々から慕われていた。看護教育に身を投じ、生徒たちを導いていた松浦里子であったが一八九〇（明治二十三）年頃から再び病が重くなり、一八九一（同二十四）年八月二十六日に三十一歳の若さで病没した。

松浦里子は、青山墓地に埋葬された。自然石の墓には「故松浦里子之墓」と刻まれ、裏面の墓碑誌には「明治廿四年八月廿六日永眠　里子者文久元年五月十五日誕生明治十九年九月為東京慈恵医院看護婦補同年十二為看護婦翌廿年四月擧看護婦取締心得同廿三年一月累進于一等看護婦取締同廿四年八月廿六日病没　享年三十有一歳」と刻まれている。

この青山墓地は、高木兼寛が学業や勤務の途中で病に倒れた看護婦や生徒に心を痛め、一八九〇（明治二十三）年二月十二日に近藤東京府赤坂区長宛に墓地十二坪の払い下げ願いを出し、許可を得た地である。青山墓地二種イの七号は現在も東京慈恵会と同窓会の恵和会で管理されている。墓地には松浦里子の他に、小久保房子（享年三十一歳）、嶋勤子（享年二十八歳）、石井鈴子（享年二十三歳）、相原初子（享年三十三歳）の墓がある。若い彼女たちの死因は、結核や赤痢などであった。

四　三代取締　鈴木キク

鈴木キク（一八六四年十二月十日〜一九四六年十月九日）は、教育所一回生として一八八八（明治二十一）年二月に優秀な成績で卒業した。そして、松浦里子の病没後、一八九一（明治二十四）年九月十日に取締になり、一九〇一（同三十四）年九月まで務めた。鈴木キクの取締十年は看護教育や病院の発展にとって大きな意味をもっている。

出生と家族　田原藩の藩医・蘭学者として名高い鈴木春山を祖父として、婿養子の二代目鈴木春山と鈴木階子の三女として一八六四（元治元）年十二月十日に誕生した。父・春山は海軍軍医であった。『東京慈恵医院第一報告』によると、一八八二（明治十五）年から一八八三（同十六）年の有志共立東京病院の寄附の欄に「括り枕　五個　鈴木春山」の記録が見られ、高木兼寛と親交があったことがうかがえる。春山は一八八六（明治十九）年十一月十六日に他界した。

母の階子は、当初儒教、佛教を信じていたが、一八八四（明治十七）年名古屋教会建設の頃から求道生活に入り、一八八六（同十九）年九月、五十四歳の時に坂野喜一牧師から洗礼を受け、熱心な信者として活動を繰り広げた。そして、「名古屋キリスト教会の母」「名古屋市を照らす灯明台」といわれ、東京にまでその名が知られていた。伝道活動を熱心に行うとともに、濃尾地震の折には病人や負傷者の看護、孤児の世話などに献身した。

一八九八（明治三十一）年十月三十日に六十六歳で昇天した。

鈴木キクは三女で、兄弟は長男の才三、長女の益、四女の百が生育している。才三は一八四八（嘉永元）年九月十日に生まれ、慶応義塾に学び名古屋に戻った後、新聞界の人となり『扶桑新聞』の社主となった。一八八五（明治十八）年、キクの教育所入所時には

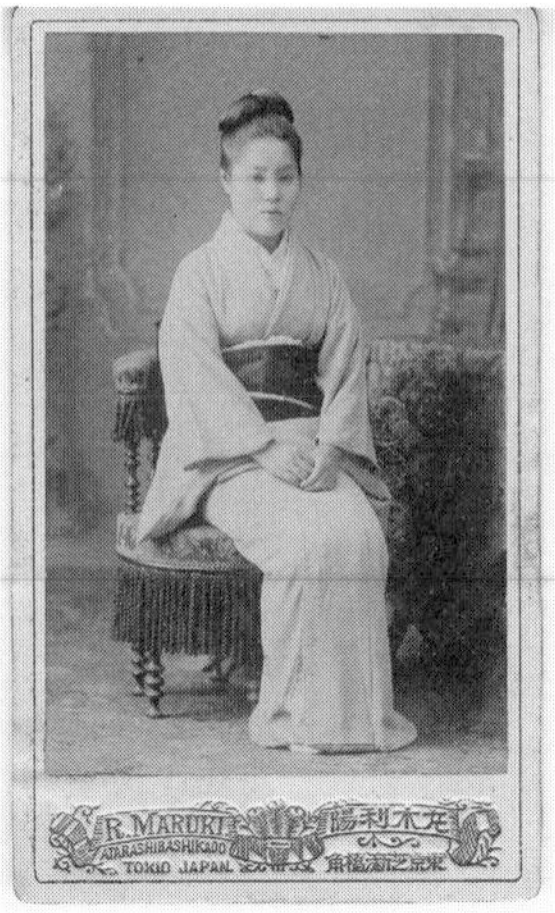

写真 3-6　三代取締、鈴木キク
（慈恵看護専門学校所蔵）

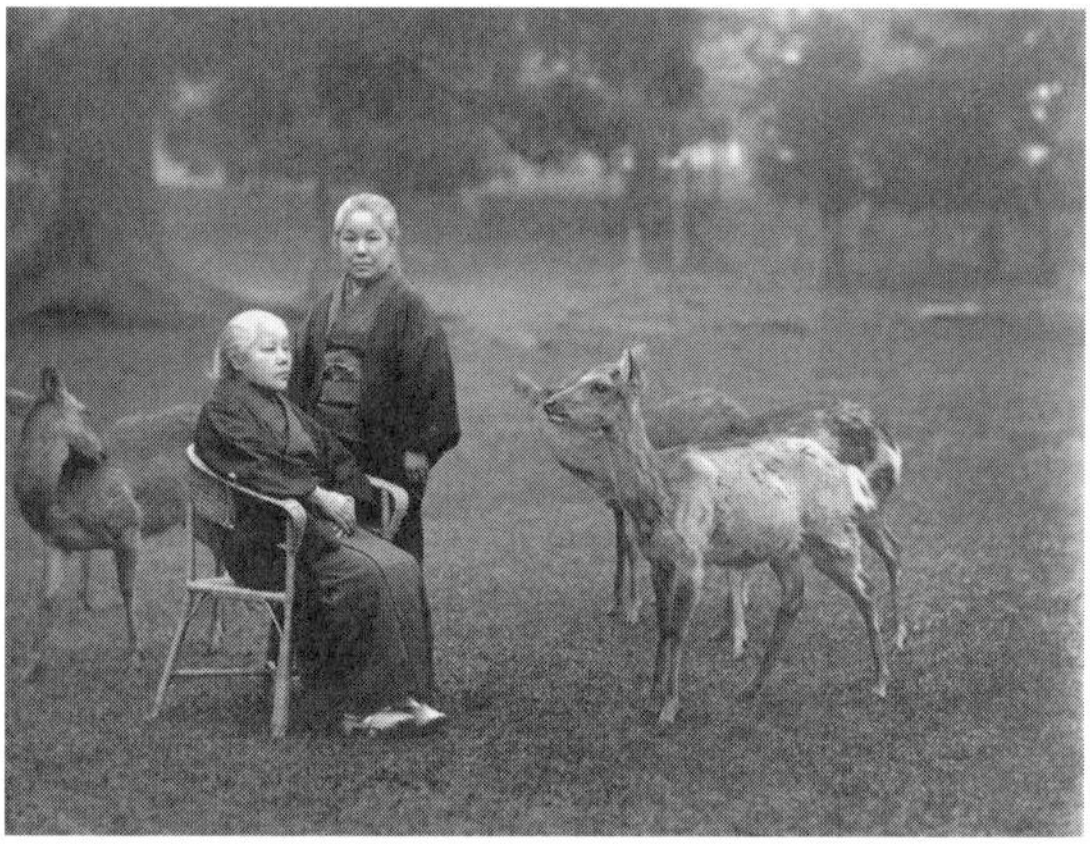
写真 3-7　晩年の鈴木キクと阿波百（慈恵看護専門学校所蔵）

保護者として『戸籍謄本写』にその名が記載されている。一八八六（明治十九）年にジェームズ・バラから家族六人が洗礼を受けた。才三は日本キリスト教会名古屋教会の長老として奉仕した。そして、一九一〇（明治四十三）年十二月八日に、五十二歳でその生涯を閉じた。才三の長男鈴木春は、明治学院理事長に就任するなど子孫に恵まれた。

長女の益は、一八六八（明治元）年、当時名古屋一流の旅館「たはら」に嫁いだが、母や兄がキリスト教信者となり、自分の生活も変化して行く中で、田原家の家風と合わず離縁し、同志社看病婦学校に学び、一八九四（同二十七）年に卒業した。

妹の百は、一八六九（明治二）年に生まれ、横浜のミッションスクールで学び、大阪商人阿波松之助の後妻になった。百は先妻の三人の子を育て、松之助との間に五人の子をもうけた。

教育所入学から取締まで　鈴木キクは、一八八五（明治十八）年十一月二十日、見習いに採用され、一八八六（同十九）年一月二十五日に生徒に採用され、一八八八（同二十一）年二月一日に教育所の一回生として卒業した。一八八九（明治二十二）年五月九日に行われた卒業証書授与式には来会者に「第一回看護婦卒業生徒試験成績表」が配布された。それによると、鈴木キクは成績最優秀であったので『卒業生名簿』のトップを飾ることになった。その後も、卒業生名簿は卒業生の成績順に記名されている。卒業看護婦生徒は、皇后陛下の御前で看護法を演習した。

鈴木キクは、一八九〇（明治二十三）年二月には三等看護婦になった。また、同年三月二十九日には看護婦生徒教育係になった。その後、同年七月十日に、病気の松浦里子を助けるために取締事務補助となり、翌一八九一（明治二十四）年五月に生徒取締になった。同年八月二十六日に松浦里子が病没した後には、九月十日に看護婦取締に就任した。

取締としての鈴木キクの働き　リードから松浦里子に渡された取締のバトンを鈴木キクが受け取ったときは、教育所開設から六年の年月が経っていた。その間には組織も整い、取締の仕事は多忙を極めた。取締は教育所の見習いや生徒の教育の監督のみならず、東京慈恵医院の看護婦の監督、そして教育所卒業生が所属する派遣部（派出看護婦の派遣）の監督もまかされ、教育所と病院、派遣部と全体を統轄する役割を担っていた。

取締になって間もなく、一八九一（明治二十四）年十月に濃尾地震が起きた。鈴木キクは、看護婦派遣の人選や救護物品などの準備をして送り出した。その後、一八九二（明治二十五）年五月十八日に、小崎岐阜県知事より高木院長宛に、「震災のために孤児貧児となった女子三名を貴院に引き取り養育をしていただけないか」と照会があった。高木院長は依頼を承諾し、鈴木キクに養育を任せた。二十八歳のキクにとって初めての子育ては苦労も多かったことであろう。八年後の一九〇〇（明治三十三）年、二人は小学校を卒業し、実家へ引き渡し、他の一人は看護婦を志し、教育所十六回生として卒業し、勤務についた。一八九四（明治二十七）年の日清戦争の折には、日本赤十字社に協力し、キクは看護婦十名を率いて廣島陸軍豫備病院に派遣され、活動した。
鈴木キクの取締としての十年は多忙を極めたが、その中で教育所の発展の基礎を築いたといえよう。

退職と晩年　鈴木キクは一九〇一（明治三十四）年九月、脊椎カリエスのために惜しまれて退職した。四十歳であった。退職に際して長年の功績に対して「年金六十円」が支給されることとなった。

退職後は、妹の百が嫁いだ東京府代々木の阿波宅に身をよせた。一九三三（昭和八）年、教育所の同窓会「恵和会」発足の時には、七十二歳で会の顧問に推された。また、一九三七（昭和十二）年の東京慈恵会医院の「施薬料基金へ寄附金」の欄に鈴木キクが五十円を寄附している記録がある。

百の娘、光子姉は、「伯母は大変賢く、利口な人であり、大勢の使用人ならびに子供たちの中にあって大切な存在であった。看護婦の経験を生かしながら、阿波家や鈴木家の世話をよくした」と語った。また、光子姉は、キクに連れられて同窓会に出席したこともあり、慈恵医院の取締や看護長が、キクや阿波氏に相談に訪れていたことも記憶しているという。

キクは、一九四六（昭和二十一）年十月九日に八十三歳でその生涯を閉じた。

五　四代取締　小倉竹代

小倉竹代（一八六四年～一九一一年十月三十日）は、一八八七（明治二十）年九月十二日に生徒見習いに採用され、翌年二月一日に生徒に採用された。一八八九（明治二十二）年十二月一日に四回生として卒業し、五等看護婦を申し付けられた。その後は派出看護の場で活動すると同時に、濃尾地震の時には救護活動も行った。一九〇一（明治三十四）年九月十日には、鈴木キクの後継者として四代看護婦取締となった。

しかし、十年後の一九一一（明治四十四）年十月三十日に現職のまま病に倒れ、四十七歳で死去した。葬儀は同年十一月二日に、芝青松寺において東京慈恵会医院が執り行った。東京慈恵会会長、公爵徳川家達の弔辞を高木兼寛所長が代読し、故人の徳をたたえ、死を悼んだ。

弔辞

維時明治四十四年十一月二日小倉竹代ノ霊ニ告ク竹代ハ明治二十年九月東京慈恵医院ノ看護婦生徒トナリ日夜学業を励ミ頗ル好成績ヲ収ム同明治三十四年年九月看護婦取締ニ挙ケラレ茲ニ十年を経過ス在職中部下ノ統率其宜シヲ得本会医院の事業ヲ稗補スル所多シ惜哉突然不起の病

魔ニ襲ハレ溘然トシテ去ル実ニ痛惜ノ至ニ堪ヘス依テ本会ヲ代表シテ弔意ヲ表ス永ク平カニ安ラケク瞑セヨ

東京慈恵会会長　公爵　徳川家達

小倉竹代の死から間もない一九一二（明治四十五）年七月十日に、東京慈恵会医院の前

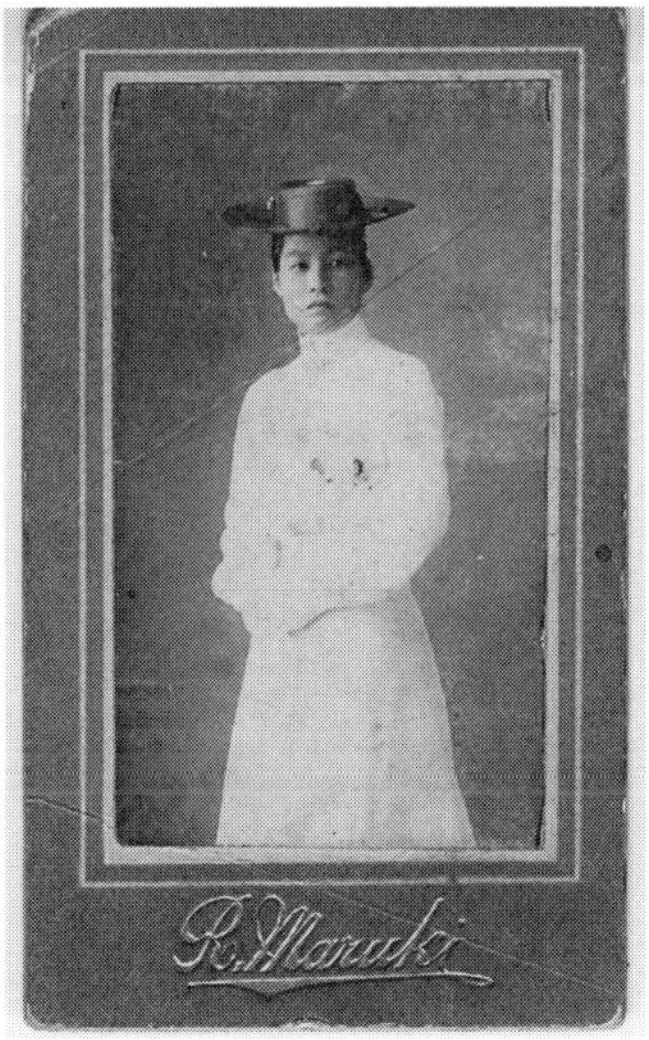

写真 3-8　四代取締、小倉竹代
（慈恵看護専門学校所蔵）

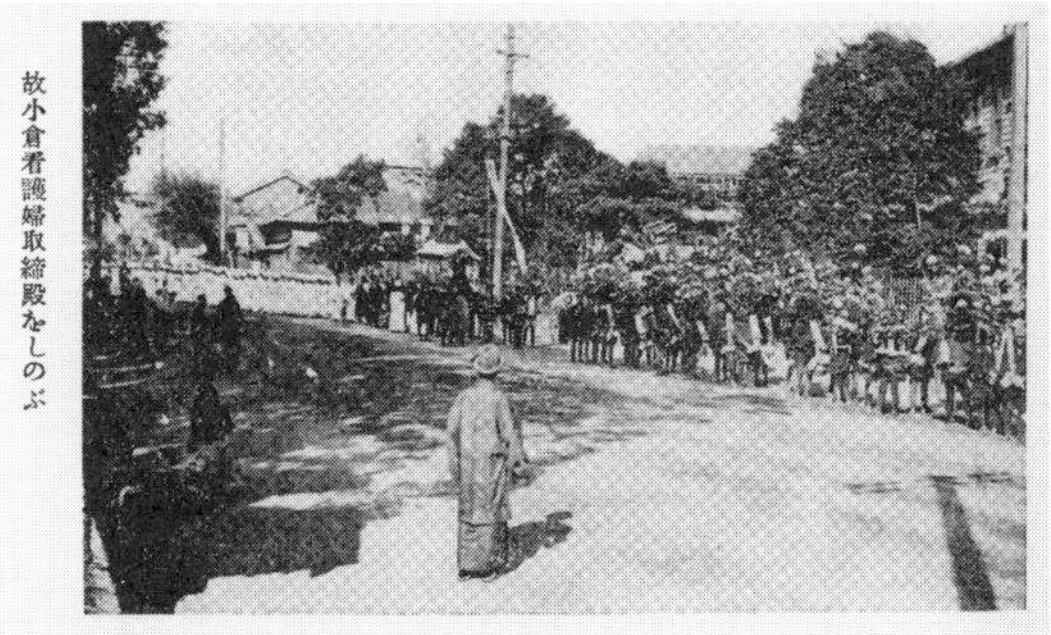

写真 3-9　小倉竹代葬儀の様子（慈恵看護専門学校所蔵）

にある青松寺の中門左脇に横一メートル余、高さ二メートル以上の石碑「小倉竹代氏墓誌」が建てられた。

碑文は次のように書かれていた。

東京慈恵会医院看護婦取締小倉竹代氏墓誌

小倉竹代刀自は美作津山の人なり。父を甚四郎、母を緒といへり。十九の年より岡山大阪に遊学する事三年あまり、丙戌のとし東京に来りて慈恵医院看護婦生徒となりぬ。試験をうくる年に優等賞を受け己丑の年卒業せらる。折しも尾張美濃、地大いに震し、死傷かずしれざるときえらばれて出張す。そのつくす所切なり。賞をさずけらる後、擢んでられて看護婦取締となる。常に徒々いう看護の事、もとより慈善にいず、報酬の厚薄なぞいふべきにあらず、一心専高に病苦をすくふ本分なりと、されば病室にある事あたかも肉身の親族をみとりするに異ならず、その患者のたよりとならむこゝろおもふべしとし、ひととなり志操堅実にして刻苦耐忍、よくその職にたふ。ある日、宝玉指輪を病家におとす。その婢おどろきてこれをつぐ、刀自いわく、看護につとむる分たからとする物なしと、その精神、女丈夫といふべし、また年さかり成しほど故、某大臣が某将軍に嫁とせしめむとすゝめられしをかたく辞して、たゞ本職の業をとげんとすると、貴きとは人の欲するところなるにしたがはずして、その職をおりむする事成すべし。明治四十四年辛亥十月三十日、病家にありて暴かに逝けり。享年四十有七。遺骨を故山に葬る。総裁有栖川宮妃殿下きかせたまひ、看護婦の模範たるひとをうしなひたりとなげかせたまへり。院長の君をはじめ、院の男女悼惜云ばかりなし、宮中より恩賜金あり、その他やむごとなきわたりより賻をおくらる。そのかずをしらず、実に積善の徳といふべし、道子親友たるにあらねど、つねづねその徳をしたふをしりて、この碑文を書きてよと、刀自の同僚橋村延世のすゝむる事切なり、かゝる拙文を残さむこと、中々刀自が書、長てふならんとおもへど、いなみがたくてなむ。

明治四十五年七月十日

したはれぬこゝろをたてしなよたけは
ますらたけをにおくれざりけり

正五位小池道子揆并書

碑文中の橋村延世（六回生）は、小倉竹代の後を継いで五代看護婦取締になった。また、碑文を書いた正五位　小池道子（一八四五年〜一九二九年）は、水戸藩士小池友徳の姉で、歌人である。有栖川宮家に仕え、後に宮中に入って掌侍となり皇后陛下（後の昭憲皇太后）に仕えた。中島歌子の門下で桂園派に属し、御歌所派の一員として活躍する。

『昭憲皇太后実録』では道子の初見は一八八五（明治十八）年十月十日で、新たに権掌侍に任じられた記事がある。また、東京慈恵医院との関わりについては、一九〇七（明治四十）年五月二十日の総会に皇后陛下が御台臨の際、式の間に当時掌侍となっていた小池道子が、権命婦の平田三枝と、各病室で入院患者を慰問している。この時の看護婦取締は小倉竹代であった。小池道子は東京慈恵会の会員名簿は、一九〇七（明治四十）年から一九一六（大正五）年にかけて正会員であったと記録されている。

現在、この墓誌は青松寺から慈恵看護専門学校の校内に移され、学生たちの学びを見守っている。

初代の教育所所長高木兼寛のもとで、明治期の取締は、M. E. Readeから松浦里子へ、そして、その後リードに育てられた一回生の鈴木キク、四回生の小倉竹代へと慈恵の看護の伝統を紡ぐ基礎が創られていった。

コラム⑥　イギリスのアーカイブスでの出来事

一八八七（明治二十）年、高木兼寛は英国のセント・トマス病院に、看護法を研究する目的で拝志ヨシネと那須セイの二名の生徒をおくった。二人は研修を終え、一八八九（明治二十二）年に帰国し、後輩の指導にあたった。

二人のイギリスでのことが分かる史料を求めて、筆者は大学の教員と三人でセント・トマス病院を訪れた。病院では「史料は全部アーカイブスにあります」と言われ、病院の近くにある「ロンドン・メトロポリタン・アーカイブス」を紹介された。早速アーカイブスを訪れ、訪問の主旨を説明すると「日本人に関するものが一つあります」と言い、説明してくれた。それはウイリアム・アンダーソンがナイチンゲール基金の秘書官であったヘンリー・ボナム・カーターに宛てた手紙であった。「どうです、ご覧になりますか」と問われた時、同行した友人の一人が、その手紙のことはすでに知っているので見なくても大丈夫と言った。私は「せっかく来たので実物を見せてもらいましょう」と言って、史料の閲覧をお願いした。史料は綿の入った四角い座布団のようなものの上に用意され、手袋を付けて扱うように言われた。史料はセント・トマス病院文書の 24 NIGHTINGALE TRAINING SCHOOL の一八八七年のファイルに収められ、史料番号は〔HI/ST/NC/18/27/55〕であった。

早速、白い手袋を付けて恐る恐るその手紙を見ると四面あった。友人は驚いて「私が見た手紙はたしか二面だった」と言った。二面で手紙の内容は通じるものであったという。四面の手紙からは、二人は高木兼寛が派遣したこと、イギリスに渡る時に遭遇したことが詳細に書かれ、アンダーソンが身元保証人になるのでセント・トマス病院での訓練をお願いしたいというものであった。

もし、イギリスへ来てアーカイブスで手紙の実物を見なかったら、事実は慈恵の看護のなかには残らなかったのではないかと思い、ほっとした。

そして、かなり多くの史料のコピーをお願いして料金を払い帰国した。一カ月くらい経った頃、史料が届いた。史料は一枚一枚アーカイブスの印が押され、番号が振られていた。

イギリスのアーカイブスでの史料閲覧時には、実物を丁寧に見せてくださった。一方、アメリカではほとんどの史料はマイクロフィルムになっていた。

コラム⑦　米国での史料収集を通しての学び

慈恵の最初の看護指導者リードのことについては、日本の書類では漢字とカタカナ、縦書きという条件に阻まれ、フルネームも分からなかった。筆者は、専門家からフルネームを知る方法はその人のサインしかないと教えていただいた。そこで、リードの出生届、結婚届、死亡に関する書類など、どこかにないかと考えていた。

そのような状況で、リードが所属していた長老教会の歴史資料館がフィラデルフィアにあることを知り、一九九五（平成七）年の夏に慈恵医大看護学科の同僚三人で米国へ飛んだ。ニューヨーク私立図書館、ブルックリン区立図書館、ブルックリン歴史資料館、ワシントン国会図書館、フィラデルフィア長老教会歴史資料館、ペンシルベニア歴史資料館を訪れた。

リードに関する史料は長老教会歴史資料館に一部あったが、フルネームの特定、出生と死亡に関することなどは判明しないままであった。

ブルックリン区立図書館を訪れ、紙に書いた来館の目的を示したとき、「史料がありますす」と言って見せて下さったものは、英文の慈恵大学案内であった。そこには確かに日本で最初に看護の教育を開始し、リードを指導者として招聘したことが書かれていた。米国で自分の大学の案内を手にするとは思わなかった。そして、「英文にしなければ外国では通じない」ということを実感した。

その後、二〇一〇（平成二十二）年に『Jikeikai Medical Journal』に『M. E. Reade: The Pioneering Educator of Nurses in Meiji Japan』を発表し、なぜかほっとしたことを覚えている。

コラム⑧　創設百三十年の時を経て発見された史料――リード家の墓地

二〇一五（平成二十七）年十一月十五日、寛仁親王妃信子殿をお迎えして、慈恵看護教育百三十年記念式典がホテルオークラ東京別館で行われた。

その三日後に、米国メリーランド州に住む看護学科の元同僚から、筆者にメールが届いた。その友人とは、一九九五（平成七）年、リードの史料を探すために共にフィラデルフィアなどを訪れていた。そして、その後も何かと情報交換を行っていた。

メールには、「コネチカット州のニューロンドン地区にリードのお墓があります」と書かれていた。突然のことで驚いたと同時に、「やっとリードのお墓が見つかった!!」と興奮したことを覚えている。リードは慈恵の最初の看護指導者であるが、生年と没年、さらにフルネームなども特定できないまま、百三十年が経過していた。

早速、インターネットで墓所を調べると、フルネーム、生年と没年、養父母の存在などが分かり、さらに墓石の写真も掲載されていた。探していたリードの輪郭が見えてきた。

墓所の情報をもとに、リードについて再度、史料を整理した。作業をしているうちに「どのような方法でリードのお墓にたどり着いたのだろうか」と思った。今まで探しても探しても分からなかったことである。早速、メールをくださった友人に連絡をとった。すると、「知り合いの弁護士が調べてくれた」とのこと。詳細を伺うと、弁護士の方は、修士課程でファミリーヒストリーを調べる方法を学んだ経験から、その方法を使って、Readeをキーワードにアメリカ五十州を一州ずつ調べていき、コネチカット州で手がかりが得られたとのこと。リードの養父は、コネチカット州東部の最も有名な人物の一人で、本に業績が紹介されており、その中にリードを養女にし、教育したことが出ていたということであった。

一つの情報が、次々とリードについての事柄を明らかにしていった。今回は、リードの養父がコネチカット州で大変な資産家であり、教会および伝道の仕事に熱心であったこと、会社を経営し、本を書き、銀行の頭取を務めた人であったことが、リードの墓地の発見にまで至ったと考えられる。それにしても、長い長い道のりであった。

「誰かが探し続けなければ……」と思い、「探し続ければいつかは分かる時がくる」と信じていた。今回はその結果が出たのである。そして、リードのことを調べるにあたって、たくさんの人の協力があったことに感謝している。

第四章　看護婦教育所卒業生の活躍

一八八八（明治二十一）年二月一日に、教育所の第一回生五名が卒業した。卒業後は東京慈恵医院での勤務の他に病家への派出看護、また、災害時には救護活動を行い、看護婦の活動を世の人々に示していった。

また、教育所で学んだことをもとにして、執筆活動を行う卒業生もいた。

これらの活動を通して、看護婦という新たな職業の訓練を受けた女性たちは、人々に真価を問われることになった

一　派出看護

最初の派出看護

派出看護の始まりは、一八八八（明治二十一）年二月三日に、海軍少将の伊東祐亨常備小艦隊司令官からの派出の依頼によるものである。常備小艦隊各艦尾州豊港に碇泊中の出羽海軍大尉ほか十四名が熱病に罹り、愛知病院に入院しているので看護婦三名をおよそ一カ月間派出してほしい、という内容であった。この依頼に対して、高木兼寛は直ちに、鈴木キクと吉岡ヨウ、竹内テウの三名を明日半田行きの吉野丸に乗船し向わせると回答した。これが、教育を受けた看護婦の最初の派出看護である。

派出看護婦の規則と運用

看護婦の派出先は慈恵会会員宅、鷹司家、有栖川宮家、大隈重信、陸奥宗光、総理大臣などの政府高官、外国人宅とさまざまであった。また、一八八八（明治二十一）年十一月十四日の「東京日日新聞」に、申し込み次第看護婦を派遣するという記事が掲載されており、一般家庭からも派出依頼があれば病家を訪れていた。

東京慈恵医院では、教育所の卒業生が出る前の一八八五（明治十八）年から派出看護婦の規則があったが、一八八八（同二十一）年十二月の例会で次のように改定された（『東京慈恵医院第二報告』）。

- 甲種看護婦の給料は平病で週間六円、伝染病は十二円、一週間に満たない日数であれば一日一円、伝染病一日二円
- 傭主は看護婦雇入中相応の食事を与えるものとする。現食を給せざるときはその代償として日二十五銭の割合を以って本人に支払う。
- 傭主は往復の汽車賃人力車などを支払う。
- 傭主は前記の外金圓物品等一切与えない。
- 傭主は一日の中で相応の休息時間を与える。特に連夜看護を要する場合には少なくとも六時間は病室外に安眠を得られるようにする。

・看護婦の業務が終わるときは、病家もしくは主治医より看護婦の行状、看護の適否を「傭主送状」に明記し密封して本院へ送る。給与は本院会計掛に支払う。

その後、一九〇〇（明治三十三）年の看護婦教育所規則の中に派出看護に関する規則が見られる（『東京慈恵医院第十四報告』）。それは、卒業生が教育所に籍を置き、取締の指導のもとに派出看護に従事していたことによる。

教育所規則の第三十六条から四十七条に、派出看護の心得についてその詳細が書かれている。その要点は次の通りである。

・看護婦は院内外を問わず、看護するときは正規の衣服を着用する。院外にあっては病家の望みにより着用しなくてもよい。
・院外患者の看護を終わるときは、患者または家族、主治医より行状、看護の適否について記載された封書を事務所に提出する。
・看護婦の態度として謙遜・辞譲・温和等の患者看護に必要なことを忘れてはいけない。
・看護婦は病家にあっては必要な諸品を負担して取り扱う。
・病家の費用を増さぬよう注意する。
・病家の内外の事件を聞知りたることを決して口外しない。

・病家より帰院する際は、事前にその理由を事務所に報告すること。
・派出看護に従事するものは派出を命ぜられたときにはいつも応じなければならない。
・直接に病家と応答約定を許さない。

この派出看護に関する規則は、一九〇四（明治三十七）年に改定された看護婦教育所規則に明記されている。

規則内には派出看護に支払われる給料、休息の時間などの待遇の取り決め、看護婦の行状、看護の適否を病家あるいは医師から東京慈恵医院宛に送ることや看護婦の心得などが書かれており、看護の質についての管理がなされていた。

派出看護は病人の身近に付き添い、生活を整えるようベッドサイドケアが行われていた。看護婦教育所の教育課程では、看護法実施とは別に患者用食品調理法実施などが訓練されていた。「修身」では、人倫道徳の要旨及び作法、言葉使いなどが教育の中で大切にされていた。また、「在職中勤務余暇に花道・茶道を習う」とあり、派出先での立ち居振舞いや教養を身につけるよう教育がなされていた。

派出看護は病院に寄せられた要請に応じた。看護婦は取締により任命され病家に赴き、終了を報告した。このように派出看護の全てが看護婦取締によって管理されていた。

派出看護の実際

①同志社創立者、新島襄の看護

新島襄は、同志社設立運動中の一八八九（明治二十二）年十一月二十八日に、群馬県の前橋で倒れ、神奈川県大磯の百足屋旅館で静養する。高木兼寛は、新島襄の病床を見舞うとともに、一回生の鈴木キクを派出した。新島襄の病状は回復を見ぬまま、一八九〇（明治二十三）年一月二十三日に急性腹膜炎で死去する。四十六歳であった。

同志社新島研究会から出されている『新島研究』三十一号には「臨終の新島先生の看護婦」と題して、鈴木キクの親戚である鈴木限三の原稿が掲載されている。

徳富蘇峯［蘇峰］さんが、かつて私の嫂（私の長兄鈴木春の妻、湯浅治郎さんと蘇峯の姉初子さんとの間の娘）にこんな話をしたそうです。

「新島先生臨終の時に病床に侍した看護婦は鈴木菊といって、あなたの叔母に当る人だ。私も若い時だったので、看護婦を呼ぶのに困って、君といったり、先生といったりした。そうしたらその看護婦が、私は君でも先生でもありません。鈴木と言うのです。と答えられて一本参った」と語られたそうです。

私の叔母は幼児脊髄がわるかったので一生独身に決め、看護婦を一生の仕事にしたのです。東京にばかり勤めていて、名古屋に育った私は詳しいことは知りませんが、私の少年の時分には、明治皇后の思召しで創設された慈恵医院の看護婦長を勤めておりました。蘭医鈴木春山の孫で無口の婦人ですから新島先生看護のことなど一度も語ったことはありません。蘇峯さんの話で始めて知ったのです。

この文章に書かれている鈴木菊（キク）は、一八八八（明治二十一）年二月一日に優秀な成績で卒業した看護婦教育所の一回生で、当時二十七歳であった。熱心なクリスチャンであり、高木兼寛の新島襄に対する思いが、信頼の厚い鈴木キクの派遣になったのであろう。

②英国公使夫人メアリー・フレイザーの看護

メアリー・フレイザー（一八五一年～一九二二年）は、一八八九（明治二十二）年五月に、夫である英国公使のヒュー・フレイザーと来日した。この時、メアリーは三十八歳であった。その後、夫のヒューは、一八九四（明治二十七）年六月四日に病死し、青山墓地に永眠し、メアリーは日本を離れた。

メアリーは、一八九九（明治三十二）年に『A DIPROMATIST'S WIFE IN JAPAN』No1, No2』をロンドンのHUTCHINSON CO. から発行した。この本の一九八二（昭和五十七）年版がヒュー・コータッツィ編、横山俊夫訳で『英国公使夫人の見た明治日本』と題して一九八八（昭和六十三）年に発行された。本は一八八九（明治二十二）年、明治二十三年、二十四年、二十五年、二十七年に書かれた手紙である。
その本の中に、次の文章が出てくる。

東京　一八九一年一一月

私は赤十字病院の院長である橋本〔綱常〕博士とはほとんど面識がありません。彼は仕事一途でまったく外へは出ないからです。彼の同僚で慈恵会病院の高木〔兼寛〕博士も、出歩かぬことでは橋本博士と同様ですが、私はこの人とはよく会う機会があります。私は初めて慈恵会病院を訪れた日、高木博士に病棟を案内していただきました。そして、カッケ〔脚気〕という日本特有と思われる病気の進行について説明を受けました。足の筋肉が麻痺症状をともなわぬまま役立たずになり、しだいに痩せ衰えて、ついには手足が冷たく萎縮してしまうのです。

……………

この文章から、メアリー・フレイザーは一八九一（明治二十四）年に初めて東京慈恵医院を訪れ、高木兼寛に会い、病棟での患者や看護婦の様子を見ていることが分かる。そして、自身が受けた看護について次のように書いている。

慈恵会病院、大学病院、赤十字病院……おもに外傷手当や外科手術専門……などを見わたしたところ、初歩的な水準で運営されている病院に見られるような不手際がまったくありません。普通の患者用の病棟に伝染病患者が入れられることは決してありません。また看護婦たちはみごとに訓練がゆきとどいており、たとえ突発事故に率先して対処する力に欠ける人でも、少なくとも医師にたいしてはほとんど宗教的な従順さ、患者には分け隔てない優しさを示すのです。私は日本に来てから何度も病気に罹りましたが、……ヨーロッパ女のきわめて神経質なからだにとって、ここの気候はけっしてよいものとは言えません……ある看護婦と知りあえた喜びと楽しさが、その苦労をなかば帳消しにしてくれました。彼女は今では私のまことの友人ですが、当時、私にとっては初めての正規の訓練を受けた日本人の看護婦でした。

彼女は背丈4フィートあるかないかで、肌はとても黒く、足には爪先の割れた白いキャラコのソックスと緑色のベルベットの緒のついた小さなわらのサンダル〔草履〕をはいていました。からだつきは、とてもやわらかい羽根枕を何日も片方を上にして吊るしておいた形のようでした。胸当ての大きな、ぴったりした白いエプロンをつけ、その下にはボタンも紐もない衣服を着、いちばん外から、幅広の皮ベルトを痛々しいほどきつく締めていました。このベルトの下に、彼女はまず長いあいだ息を止めて、たいへんな苦労をして、ぶ厚い銀の時計、体温計、二、三ヤードもある日本式の手紙……それを彼女は私が眠っていると思うと一度にひとつずつ読むのです……それから、念入りにたたんだ紙のハンカチと小さな閻魔帳を押し込むのでした。（中略）彼女の名前はオトラサン……尊き虎嬢の意……でしたが、その物腰は家庭の暖炉の前の敷物の上で喉を鳴らすどんなにおとなしく無害な猫にもまけないほどでした。それに彼女はなんとすばらしい看護婦だったことでしょう!! あんなに優しく、あんなににこやかで、患者まで嬉しくなるほど親身になってくれて。こんないたわりの波にひたれるなら、じゅうぶん病気になる値打ちがあります。このあわれなオクサマが重態になった時、彼女の日焼けした小さな鼻を涙がつたうのを、私は何度も目撃してきました。苦痛が続く長いひと晩じゅう、彼女は私のベッドのそばに立つか、ベッドの隅に正座するかして、扇子の端を、ほとんど分からないほどかすかに動かして、絶えず風を送ってくれました。それは、日本人の驚くべき敏感な指だけができる動きで、あおいでもらっている者はまことに生き返る心地がするものです。

この文章の後には、オトラサンが使用人の中で手厚い待遇を受け「一番風呂」に入るようすすめられていたこと、オトラサンの看護婦としての才能のすばらしさについての記述の後に、フレイザー夫人が帰国した後に「東京慈恵医院発」で出された手紙が載っている。夫人は「オトラからの手紙は、つづりも文体もみごとなものです。」と結んでいる。

「オトラサン」とは文中に……松井嬢……オトラサンのこととあり、原文にもTOKYO CHARITY HOSPTAL発と東京慈恵医院が使用していた英文が記載されており、Miss Matsui（O'Tora san）と書かれていた。この情報で『入退簿』と『卒業生名簿』を見たところ、教育所六回生の松井トラであることが分かった。

六回生の松井トラは、一八八八（明治二十一）年十月十五日に見習として採用され、一八八九（同二十二）年六月一日に看護婦生徒に採用された。卒業は一八九一（明治二十四）年五月二十四日である。その後、一八九四（明治二十七）年三月十四日に退職している。

一八九一（明治二十四）年五月に卒業した松井トラがメアリー・フレイザーの看護を担当したのは、卒業後間もなくのことであろう。しかし、フレイザー夫人からの信頼は厚く、看護婦としての務めを果たした様子が伝わってくる。

松井トラは、看護婦生徒の時に負傷した大隈重信侯の家庭に派出され、看護をした経験をもっていた。

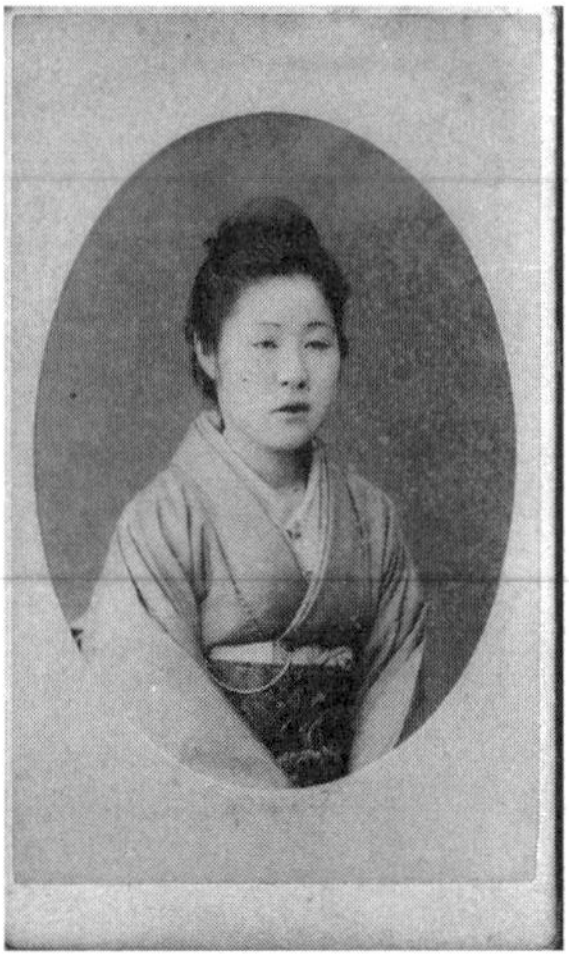

写真 4-1　英国公使夫人メアリーフレイザーの看護をした松井トラ（慈恵看護専門学校所蔵）

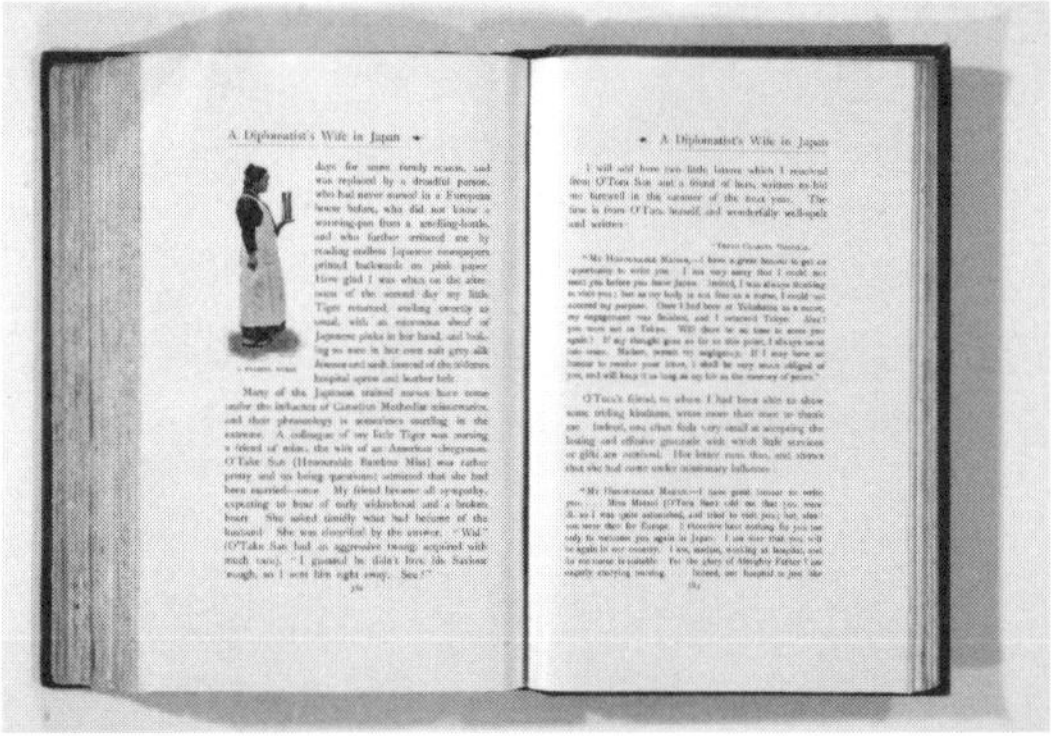

写真 4-2 『A Diplomatist's Wife in Japan』に描かれている看護婦像（慈恵看護専門学校所蔵）

二　救護活動

教育所の卒業生は、派出看護に従事するとともに、地震などの災害時や戦時は現地に赴き活動した。

①濃尾地震時の活動

一八九一（明治二十四）年十月二十八日午前六時三十八分に発生した濃尾地震は、マグニチュード八・四の規模で、愛知・岐阜両県に家屋の破壊、火災の被害をもたらし、死者七二七三人、負傷者は二万人以上であった。

濃尾地震は、明治以降の近代日本が遭遇した初めての巨大地震であり、日本における地震防災の出発点になった災害である。

両県は医療者の派遣を要請し、宮内庁侍医、日本赤十字社、東京慈恵医院、帝国大学、公立・私立病院、医師会、開業医師、学校関係者などが救援にかけつけ、その総数は三十七団体、三百余名（岐阜県）となった。

震災による負傷者の救護には、近代的な医療・看護教育を受けた医療者が救護活動を行っている。

一八九一（明治二十四）年十一月二日、皇后陛下より、東京慈恵医院に愛知岐阜県下震災患者の救療のため出張のご沙汰があった。慈恵医院では即刻準備のうえ、薬品、救療物品を携帯し、医師五名、看護婦十名が出張し、翌日被災地についた。看護婦は山田イツ、児玉ケイ、中島セン、小倉竹代、鈴木貞、野田カネ、白井ミキ、橋村延代、袖山キヨ、岩瀬香子である。（『東京慈恵医院第五報告付録』）

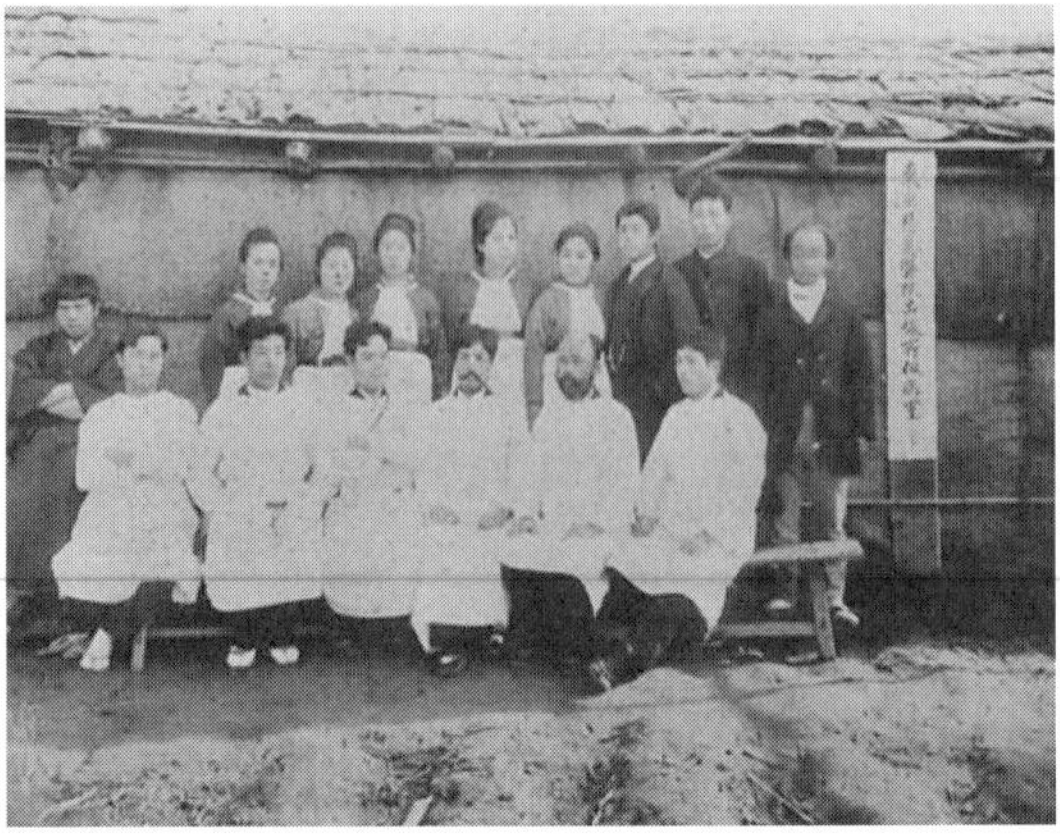
写真 4-3　濃尾地震　出張所仮病室の前にて（慈恵看護専門学校所蔵）

岩瀬香子は状況を次のように綴っている。（『恵和会報』第三号）

「……翌日（明治二十四年十一月三日）一同は名古屋県庁に行き属官の案内にて懸下祖父江村に着せしは午後二時なり、実に予想外の惨状には一同驚きぬ。……負傷者は長持或は盥に入れ運びきたりぬ。直ぐに治療に取りかかりしも一ケ村全滅のため、井戸の一カ所もなく、隣村の水をもらいて薬用その他に使用し、むしろを敷きその上にて、治療したる負傷者の数夕刻まで六十三名、……毎日二百有余名の治療すること二週間同月十五日同県下加納村に行く……。五十一日間働き十二月二十二日一同引き上げ帰京す。……」

高木院長も視察のため、十一月十九日に出発し、岐阜県の後藤敬臣病院長らと協議の結果、義捐金や医薬品、医員・看護婦の食料・旅費、患者や医薬品の運搬費、医員・看護婦の派遣は十二月二十日までとすることなどが取り決められた。しかし、後任の看護婦がいないため、帰京猶予の願いが岐阜県知事より出され、五名が引き続き滞在し、一八九二（明治二十五）年一月十四日に帰京した。

慈恵医院の人々の活動については、後日愛知と岐阜の両県知事より次の報告があった。

一八九一（明治二十四）年十二月三十一日　岩村愛知県知事より高木院長への報告

「……看護婦諸氏看護上懇篤周到鞠躬労を辭せす尽力相成患者は素より人民に於ても感佩致居候趣且従事中は品行方正なりし段郡長及出張県官より……」

一八九二（明治二十五）年一月十三日　小崎岐阜県知事より高木院長への挨拶

「……滞在中は鞠躬勤勉日夜業務に従事し懇篤に患者を労り孜々倦まさるのみならす最品格を守り殊に当初に於いては重症者多数看護最も困難なりしも終始撓まず能基本分を尽くし……

貴院の教育上其素あるに因るべしといえども本人勉励の致す処と深く感佩の至に候……」

その後、五月十八日に小崎岐阜県知事より高木院長宛に照会があった。

「震災の為め孤児となりし女子にして多少の教育あるもの貴院に御引取養育可相成……」

高木兼寛院長はこの依頼を承諾し、三人の女子の養育に鈴木キクをあたらせた。

濃尾地震における東京慈恵医院の看護婦派遣数は二十名であった。日本で最初に近代的な看護の訓練を受けた東京慈恵医院看護婦教育所の卒業生たちは、看護婦としての活動を実践し評価された。被災地に派遣されたのは医師・薬剤師・看護婦で、チームによる医療が行われた。訓練を受けたトレインド・ナースによる救護活動は現地にも影響を与え、震災後、岐阜県立病院の看護婦養成の契機ともなった。東京慈恵医院では看護婦取締の鈴木キクが震災孤児三名の養育を行い、そのうちの一名は教育所で学び看護婦となっている。

慈恵医院の活動は、高木兼寛の巡視と治療、医師・看護婦・薬剤師の治療所での医療活動、孤児の救済であった。

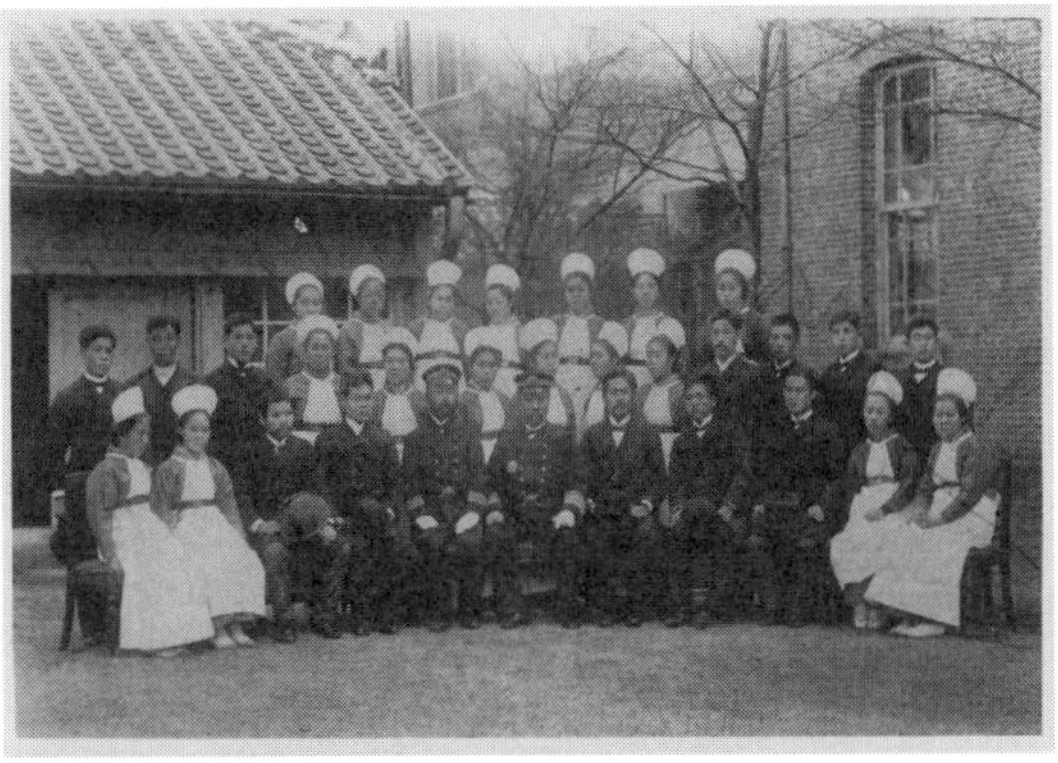
写真 4-4　濃尾地震の救護班、帰京時に撮影。前列中央は高木兼寛（慈恵看護専門学校所蔵）

②日清戦争

日清戦争は、朝鮮半島を巡り日本と清国の間で一八九四（明治二十七）年八月に開戦し、翌年四月に下関条約締結で終結となった。この戦争において救護活動が行われた。

戦時救護のために、日本赤十字社は看護婦を主体とする救護班を編成した。東京慈恵医院看護婦教育所に対しても、日本赤十字社から看護婦派遣の依頼があった。

『東京慈恵医院第八報告』には次の記事が見られる。

「明治二十七年十二月五日赤十字社ヨリ看護婦拾名本日午後九時五十五分新橋発汽車ニテ廣島へ出張ノ義通知アリ左ノ人員出張ス

鈴木キク　近藤カツ　野田カネ　袖山キヨ　牧野マサ　田島ヒデ
岩崎香子　大平キヨ　石川ナツ　星トヨ　山本鐐」

取締の鈴木キクは、十名の看護婦を引率して派遣先の廣島陸軍豫備病院へ向かった。そして、十二月十八日には「鈴木キク帰京ニ付看護衣返戻ス」の回答が赤十字から来ている。慈恵医院の看護婦は日赤本部に所属し、病院で救護にあたった。

『明治二十七、八年役日本赤十字社救護報告』によると、「…明治二十八年四月陸奥外務大臣講話全権大臣トシテ馬關ニ在リ會々病ニ罹ル　皇后陛下ノ御旨ニヨリ看護婦牧野マサ、袖山キヨ両名ヲ派遣シ看護ノ事ニ従ハシ……」とあり、四回生の袖山と五回生の牧野は、山口県の赤間関市（現・下関市）に派遣され、外務大臣の陸奥宗光の看護にあたった。

また、この報告書には「慈恵医院ガ其看護婦若干名ヲシテ本社廣島救護事業ニ従ハシメタルカ如キモ本社ノ深ク感謝スル所トス」と書かれている。

一八九五（明治二十八）年六月二十一日に、日本赤十字社派出の廣島救護員の大部分は第一分院の勤務を解かれた。そして、同年六月二十五日には、日本赤十字社より救護に参加した看護婦に対して慰労会への招待があった。また、同年七月四日には、佐野日本赤十字社社長より高木院長宛に派遣看護婦に対する挨拶があった。

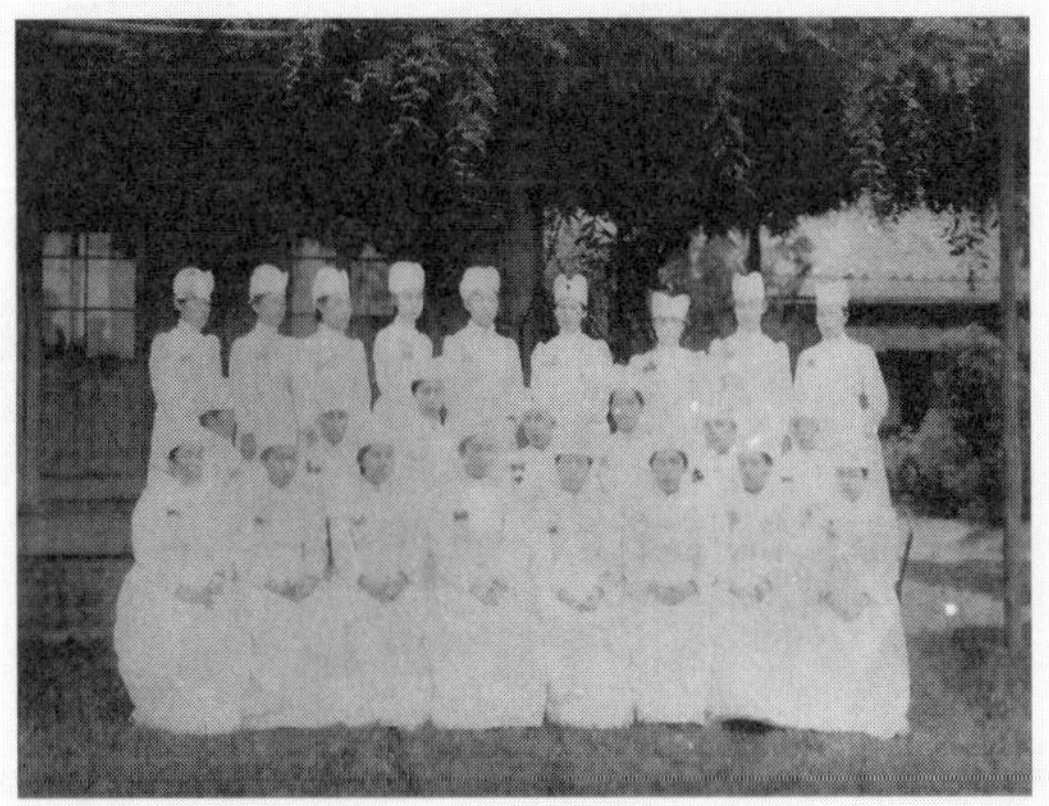

写真 4-5　日清戦争のため日本赤十字社へ看護婦派遣、明治 27 年（慈恵看護専門学校所蔵）

④日露戦争

日露戦争は、一九〇四（明治三十七）年二月に日本とロシア帝国との間で起こり、翌一九〇五（明治三十八）年九月に締結されたポーツマス条約により講和した。この戦争においても救護活動が行われた。

日本赤十字社からは、日清戦争の時以上に多数の看護婦派遣の依頼があった。それは「臨時救護班二個編成」であり「看護婦長四名、看護婦四十名余り」が必要であった。これに対して慈恵医院は、袖山キヨ、大堀タツ、三宅ギン、早川鐘の四名を看護長とし、第二十三臨時救護班と第二十四臨時救護班が編成された。

第二十三臨時救護班（本部所属）は、袖山キヨ、大堀タツを看護長に他看護婦二十名で、一九〇四（明治三十七）年十一月八日に編成が完結し、九日には派遣地である金澤豫備病院に所属した。勤務場所は、第一分院、第二分院であった。その後、一九〇五（明治三十八）年十一月三日に帰還した。

第二十四臨時救護班（本部所属）は三宅ギン、早川鐘を看護長に他看護婦二十名で、一九〇四(明治三十七)年十一月十七日に編成が完結し、十九日には呉海軍病院に所属した。その後、一九〇五（明治三十八）年十月二十九日に帰還した。

高木兼寛は一九〇五（明治三十八）年十一月に、傷病者の看護をした四拾余名の看護婦たちの慰労会を十一日の午後一時より本院構内において行った。

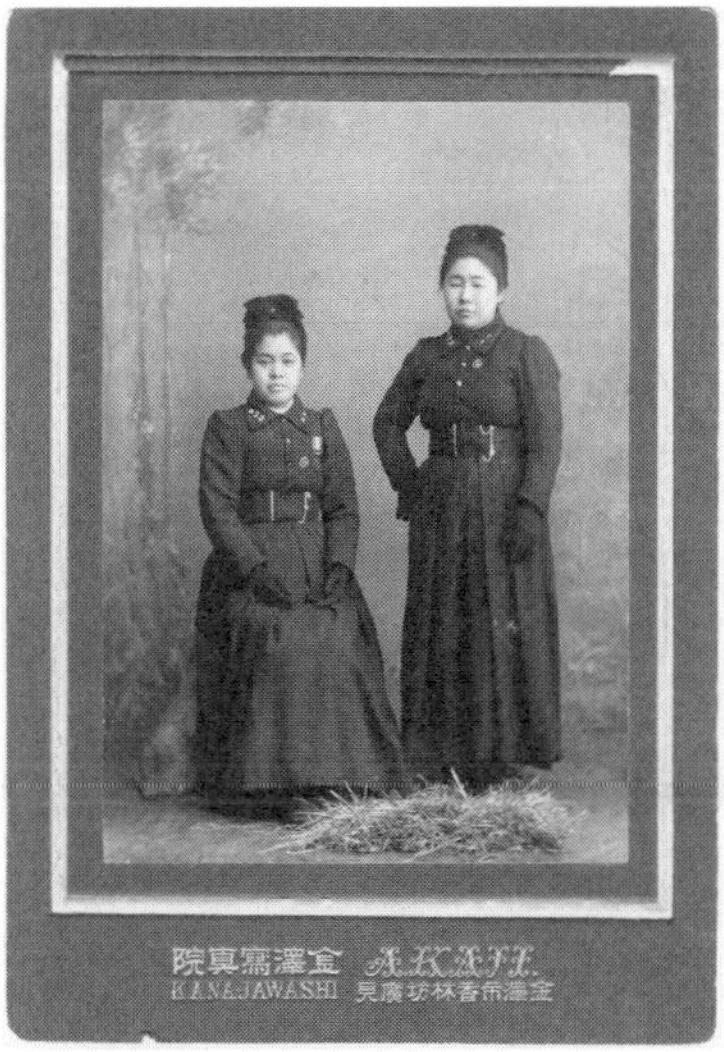

写真 4-6　日露戦争、第 23 臨時救護班の袖山キヨ、大堀タツ看護長（慈恵看護専門学校所蔵）

三　教育所六回生　岩瀬香子の派出と救護活動の体験

岩瀬香子は幕臣岩瀬正美の長女として一八六一（文久元）年四月二十八日、江戸本郷の自宅に生まれ、八歳の時に母を亡くし継母に育てられた。六歳から書を学び、その後漢学や洋裁を学んだ。十四歳の時に継母を亡くし、二十一歳にして父を亡くした。香子には弟がいた。父の没後は父が開いた習学塾で教授し、裁縫等もして生計をたてた。一八八七（明治二十）年八月に静岡から上京し、弟を麻布鳥居坂英和学校に入塾させた。香子は洋服洋裁の職を求めて、弟の学費にあて、その余暇に漢学を学んだ。上京以来、牧師の導きにより神を信じて救われ、一八八八（明治二十一）年六月麻布鳥居坂メソヂスト教会堂で弟と共に受洗した。そして、女子の天職として看護婦なるものこそ神の意に叶うと考え、東京慈恵医院の看護婦募集に応募した。

岩瀬香子は、一八八八（明治二十一）年十月十五日に見習、明治二十二年六月一日に生徒に採用され、一八九一（同二十四）年五月二十二日に六回生として卒業した。

卒業後の活動について、同窓会誌『恵和会報』第三号に「岩瀬香子経歴」が載っている。その中で、卒業後の体験について次のように書かれている。

「……皇后陛下の御前において高木院長閣下より卒業証書を拝受す。以来、各病家に聘せられて外勤す、明治二十四年八月九州門司に出張し同月帰院す、同年九月播州舞子に派出、二十四年十月廿八日午前六時五分濃尾両県に地震あるや死傷算なし、是を救護のため宮内省の命を承って十一月二日午後九時四十分新橋発汽車にて出張医員三名看護婦十名一団となり、震災地に趣きぬ。翌日一同は名古屋懸廰に行き属官の案内にて県下祖父江村に着せしは午後二時なりき、實に予想外の惨状には一同驚きぬ。……同月十五日同懸下加納村に行く、……明治二十四年十二月二十二日一同引き揚げ帰京す。……明治三十一年十一月香港に出張命ぜられ同月三日横浜出発河内丸に乗船し、同月十三日着香三十二年二月まで同地三井物産会社社宅に勤務。……三十二年三月一日より同地日本領事館に働き、同年八月任務を将し帰京す。……同年九月桂総理大臣の別荘なる葉山に聘せられ、翌年六月帰院す。明治三十四年三月……博愛病院の取締に聘せられ、十四ヶ年間星霜を経し慈恵医院を辞しぬ。慈恵医院在職中外勤せし戸九十九軒なり……」

卒業後の岩瀬香子は院内での看護活動の他、派出や救護活動に精一杯の日々を過ごしたといえよう。幸せな老後を過ごし、一九三五（昭和十）年一月十五日に逝去した。七十五歳であった。

四　教育所卒業生の執筆活動

一八八八（明治二十一）年二月一日に、第一回生五名が卒業した教育所では、内外患者の求めに応じることのできる看護婦の養成を目指した。つまり、院内のみならず家庭で療養している患者の看護や震災等の時にも活動できる看護婦である。そのための教育課程では、解剖、生理、看護法についての学説および実際が教授されていた。

看護実践にとって最も大切な看護法の教育は、高木兼寛がイギリスから買ってきた『ハンドブック・オブ・ナーシング』が訳して使われた。『東京慈恵医院看護学　上』と『東京慈恵医院看護学　下』である。

そして、看護を学んだ卒業生が執筆した原稿によって、看護法の内容が一般社会に明らかになった。

《一八八八（明治二十一）年七月一日卒業　二回生　笹岡とよ子（トヨ）執筆の「看病法」》

笹岡トヨ（教育所入退簿ではとよ子ではなくトヨになっている）は、一八八六（明治十九）年二月四日に有志共立東京病院看護婦教育所に見習、同年七月一日に生徒として採用され、一八八八（同二十一）年に二回生の一人として卒業した。看護についての教育は、取締のリードと松浦里子から受けた。

教育所在籍中の一八八七（明治二十）年一月二日に、リードが通っていた新栄教会の石原保太郎牧師から受洗している。その記録には「生誕　明治元年六月八日、本籍　東京市平民、宿所　日本橋区浜町二丁目十二番地」とあり、一八六八（明治元）年生まれの笹岡トヨは十九歳であった。誘われてクリスチャンになったのであろう。

卒業から五年後の一八九三（明治二十六）年に、仏教系の月刊雑誌で一八八八（同二十一）年に創刊された『婦人雑誌』に、次のような内容の『看病法』を掲載した。

『婦人雑誌第六十八号』明治二十六年九月発行

看病法　慈恵病院看護婦卒業生　笹岡とよ子

第一　病人に就いての注意
第二　病者の厭ふへき諸件
第三　病者の安静を催進する法
第四　病者の前に於いて話すべからざる事柄
第五　病者の容体は話柄となすべからざる事
第六　沈鬱したる病者の取扱
第七　人事不省なる病者の取扱
第八　病室及び其整理

（嗣出）

『婦人雑誌第六十九号』明治二十六年十月発行

看病法（前号の続き）　笹岡とよ子

第九　床側の机
第十　防臭薬
第十一　便器用防腐薬
第十二　病室内の温度
第十三　通気
第十四　冷室

第十五　病室の通気を助くる法
第十六　戸口の開放
第十七　香料及び薫物
第十八　病室通気の便法
第十九　空気の通暢を一層十分ならしむる法

（未完）

この「看病法」は未完となっているが、その理由は分からない。笹岡トヨの書いた内容を見ると、項目の順序では病人に関することが一番多く、第一から第七までを占めている。次に病室の整え方に関する内容が四項目、それ以外の項目は環境の整え方に関する項目で構成されている。これらの内容から、病人を中心に置き、病室や環境を整えることに看護の視点を置いて書かれたと考えられる。

《一八九一（明治二十四）年十二月二十五日卒業　七回生　平野藤執筆の『看病の心得』》

平野藤（「フジ」とも書く、旧姓安田）は、一八六九（明治二）年十一月三日に、犬山藩の剣術師範で儒者でもあった安田伊八郎の長女として誕生した。木曽川を下る木材を組む藤のつるのように強く育つようにとの願いから「藤」と命名されたという。七歳の頃から父について四書を習うなど、教育を受けた。しかし、十七歳の時に父を失い、その後自力で志を立てようと、十九歳で単身上京した。そして、東京慈恵医院で炊事の手伝いをしながら勉強を続けた。一八八九（明治二十二）年五月二十一日見習、同年十二月十六日に生徒採用、一八九一（同二十四）年十二月二十五日に七回生として卒業した。

卒業後は、派出看護婦として働き、一八九二（明治二十五）年九月五日に慈恵医院を退職した。藤は横須賀の患家で医師の平野友輔と出会い、一八九二（明治二十五）年に結婚した。藤二十三歳、友輔三十五歳の時である。藤は子育てをしながら、日清戦争時には神奈川県婦人同盟会を組織して義捐金を集め、包帯などを送ったり、一八九五（明治二十八）年刊の『婦人新報』に「真誠の看護婦」を執筆し、ナイチンゲールの業績を紹介しながら、戦地に赴く看護婦たちを鼓舞したりと、クリスチャン民権家の夫の理解を得て活動した。友輔は脳溢血で一九二八（昭和三）年に亡くなり、藤は一九六九（昭和四十四）年一月、百歳の天寿を全うした。

一八九六（明治二十九）年発行の『看病の心得』は、藤が結婚後、家庭において看護の知識の必要性を感じ、友輔のすすめもあって慈恵で学んだ知識と家庭での体験をもとに家庭婦人に向けて書いた看護書である。平野鐙というペンネームで書かれている。出版の目的は、本の「緒言」に表されている。

夫れ看病の事たる社会に於ける最も博愛慈善の業にして（中略）又世の婦人が家庭教育の一として必ず修め置くべき一業務たることを深く悟れり（中略）一家の衛生を重んぜしめんと欲し看護法の大要を記述す……

『看病の心得』は、百四十八ページからなり、目次は、次のように大項目六章と小項目で構成されている。

第一章　一般の心得
體温及験温器使用法、脈搏、呼吸、病室の選定及注意、病室換気法及掃除、室内温暖法、病人の介抱、投薬の注意、病人食餌の介輔、口中清潔法、病人食餌の調理法、換衣及換蓐法、尿便の介輔、外用薬使用法、浴法、各病の手當、伝染病看護法、救急手當
第二章　外用薬使用法
浣腸の目的及浣腸法、座薬、導尿管使用法、塗擦剤の用法、芥子泥貼用法、水蛭貼用法、蒸気吸入法、温罨法、冷罨法
第三章　浴法
沐浴、全身浴、床中拭浄法、脚湯、腰湯……
第四章　各病の手当

脳膜炎、脳溢血、癲癇、ヒステリア、日射病、眼病の注意、歯痛、鵞口瘡、耳下腺炎、咽喉痛、
呼吸病における一般の注意、喀血、吐血、疝痛、下痢、腹膜炎、産褥中の摂生法、産児保護法
及養育法……

第五章　伝染病看護法
清潔法、消毒法、摂生法、隔離法
腸チフス、赤痢、コレラ、麻疹、疱瘡、ジフテリア、猩紅熱

第六章　救急手当
刺創、挫傷、骨折、一般止血法、指圧法、圧低法、栓塞法、動脈圧迫法、火傷……、毒虫の刺傷、眼中異物の入り、鼻腔内異物の入り、……溺没、中毒、窒息、人工呼吸法、巻軸繃帯

本の内容は子供と大人を対象に具体的に記述され、看護法の随所に斬新さが見られる。『看病の心得』の内容は、高木兼寛がセント・トマス病院医学校留学から帰国した時に持ち帰った『ハンドブック・オブ・ナーシング』に源がある。本はコネチカット看護学校のテキストとして、ナイチンゲールの『看護覚え書』をもとに書かれたものである。さらに、「ハンドブック・オブ・ナーシング」を訳した『東京慈恵医院看護学』の上巻と下巻が見つかり、『看病の心得』との類似性を見ることができた。ナイチンゲールの思想はイギリスからアメリカに渡り、高木兼寛によって慈恵にもたらされた。

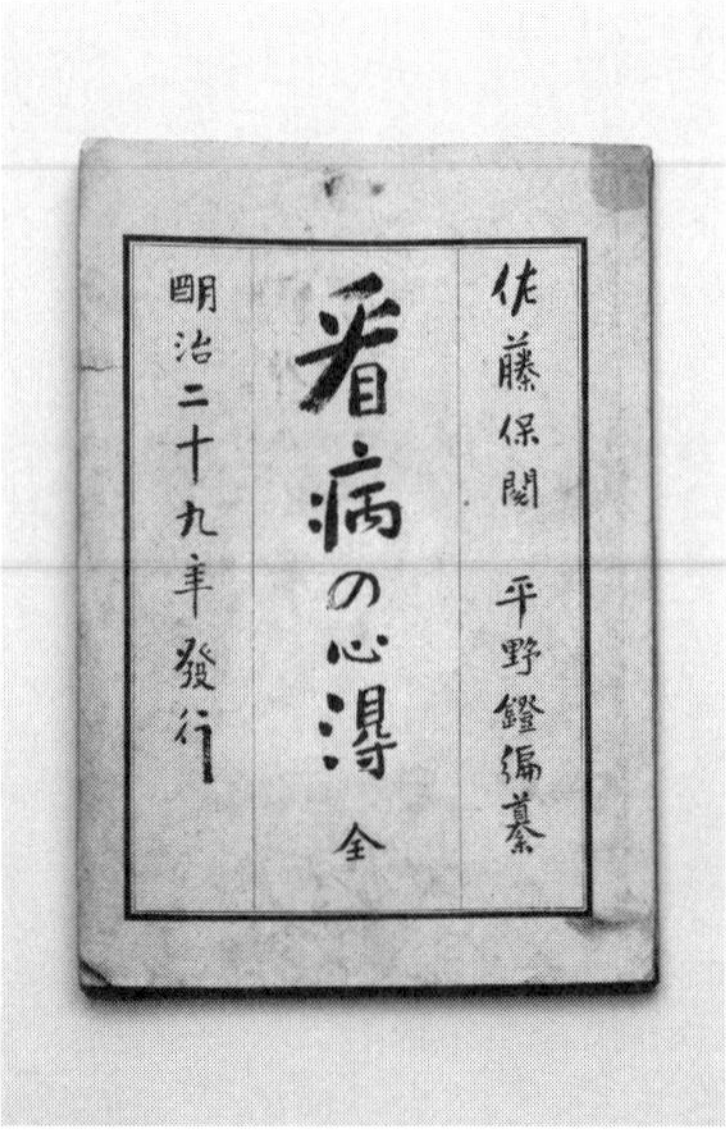

写真 4-7　平野鐙『看病の心得』明治 29 年発行（慈恵看護専門学校所蔵）

コラム⑨　岐阜歴史資料館での出来事

学会の折に、筆者は岐阜歴史資料館を訪れた。目的は、一八九一（明治二十四）年の濃尾地震の時に高木兼寛や慈恵の医師や看護婦たちが救護活動を行ったが、その時の史料がないかという漠然としたものであった、

受付で目的を話し、濃尾地震の記録に関する書庫を教えてもらい、数冊の本に当時の生々しい記録を見つけた。中には、岐阜で看護の教育が始まったのは、濃尾地震の時に看護婦の活動を身近に見た人々の提案によるものであったと書いてある本もあった。

数冊の本に目を通した後、受付の方に、地震に関する一次史料はないかを尋ねた。その方は、書架にあるものを見て下さいとおっしゃった。やり取りをしていると閲覧室の片隅で本をみていた方が、受付のほうに近づき、何か話をされた。その後に受付の方は、「史料をお出ししますのでお待ち下さい」と言って奥へさがり、和紙に書かれた多くの史料をもって来て、見せて下さった。それは、震災に関する一次史料で、医療者がどこから何人、どのくらいの期間救護活動を行ったか、どのくらいの負傷者がどこで出たか、救護に使用した物品や薬は何かなどの詳細な記録であった。数枚をコピーさせていただいた。

資料館を出る時、受付の方に史料を見せて下さった方はどなたかを問うと「前の館長です」と教えて下さった。お礼をと思い閲覧室を探したが姿は見えなかった。なんという幸

運であったかと思った。そして、この時ほど「史料は現地にある」と実感したことはなかった。

その後、史料の一部分をコピーし忘れたことに気づき、手紙でコピーを依頼したところ、「本来はこのようなことはしないのですが、先日おいでいただいたので、今回はお送りします」と親切な対応をしていただいた。

史料探しは、このように人との出会いが楽しいと今でも思う。

コラム⑩　『英国公使夫人の見た明治日本』と『A DIPLOMATIST'S WIFE IN JAPAN』

筆者が本屋へ立ち寄り、慈恵の看護の歴史に関係するものはないかと索引を探す時のキーワードは、高木兼寛と東京慈恵医院としている。高木兼寛なくして看護のことだけが出てくることはまずない。

ある日、本を手に取ると、索引に高木兼寛とあった。早速ページをめくると、「……私は初めて慈恵会病院を訪れた日、高木博士に病棟を案内していただきました」とあり、何か書かれているかもしれないと思った。本はメアリー・フレイザー著『英国公使夫人の見た明治日本』であった。内容は、フレイザー夫人の日本における体験が手紙に綴られたものである。読みすすむと、フレイザー夫人が日本に来て病気になった時、初めて正規の訓練を受けた日本人の看護婦の看護に対し「ある看護婦と知り合えた喜びと楽しさが病気による苦労を帳消しにしてくれた」とあり「彼女の名前は、オトラサン……尊き虎嬢の意……でした」と書かれていた。それから英国に帰国した夫人に「東京慈恵会医院発」でオトラが出した手紙の内容が書かれていた。間違いなく慈恵の看護婦であると思い調べると、オトラサンと呼ばれたのは、一八九二（明治二十五）年に卒業した六回生の松井トラに違いないと思った。

この本を立ち読みした私は、もちろん本を購入し読んだ。そして編者は、「この本は、フレイザー夫人の原著二巻を五分の四に編集したものです」と書いていたため、私はいつかこの原著を見たいと思っていた。

横浜開港資料館へはよく足を運んでいる。二〇一七（平成二十九）年の七月に「横浜の西洋人社会と日本人」という展示をしていた。早速、見に行くと、展示してある本の中に『A DIPLOMATIST'S WIFE IN JAPAN』を見つけた。「展示中ですので本を見ることはできませんが、展示が終わったらお見せします」と言われ、十一月に再び訪れ、本を見せてもらい、コピーを依頼した。すてきな本であった。そして何よりも、原文にはオトラサンがMiss Matsui Toraと実名で書かれていたことに驚いた。そして、「A TRAINED NURSE」と書かれた写真も載っていた。帰宅後、どうしても本がほしくなり古本屋をあたった。高価であったが本は入手できた。一八九九年にロンドンのハッチンソン社の発行で第一巻は四四六ページ、第二巻は四三九ページの重厚な感じのする本である。

このことから、原著を見る重要性を学んだ。

コラム⑪　平野恒子氏との出会いと平野鐙著『看病の心得』

筆者が看護学生の頃、図書室で和綴じの本を見つけ、珍しいと思い手にとった。本は平野藤著、平野恒子発行の『米寿を迎えて』であった。本の中には、藤は慈恵の看護婦教育所を卒業し、派出看護に従事し、医師の平野友輔と結婚し、結婚後、富士登山をしたことなどが書かれていた。すてきな卒業生がいると思い、本は記憶に残った。

その後、母校の看護教員になった私は、一九八四（昭和五十九）年刊『慈恵看護教育百年史』を編纂するグループに入った。早速、図書室に行って『米寿を迎えて』を見つけた。本は昔読んだ本棚にそのままあった。

ある日、慈恵の理事の先生と話をしていると、「平野恒子さんは同じ教会なのでよく知っています。連れて行ってあげましょう」といわれた。そして、教員四人と横浜女子短大の学長であった平野恒子氏にお目にかかった。その時に、「母が書いた本があります。慈恵の方に差し上げたいのですが、手元に一冊しかありません」と言って、貸して下さった。平野燈著『看病の心得』（燈はペンネームと思われる）は、家庭婦人に向けて書かれた内容であったが、看護の心や方法が詳細に書かれていた。早速、復刻版を作り、学生の教育に活用することとなった。

原本が国会図書館にあることは確認できたが、何とか本を手に入れたいと考え、古書店を巡り、時々インターネットオークションに目を通した。二〇一三（平成二十五）年にたまたまネットを見ていると『看病の心得』が出品されていた。それまでも、ネットでは復刻版を購入してしまったことがあったので慎重になった。直感で原本に違いないと思い落札した。数日後、本が届き原本であることを確認した後、入手経路を知りたいと思い、出品者に手紙を書いた。栃木に住む方から返事が届いた。本は、燃料商で古書蒐集が趣味の出品者の父親が購入したもので、『看病の心得』については「十年程前に真岡市の大前神社恒例のガラクタ市で江戸時代の医書等と共に購入したそうです。埼玉県旧忍城跡に城南文庫とかありまして、政策か何かで業者に処分を依頼したそうです。神田の古本屋ラベルなど貼ってあり、元の持ち主は分かりかねます……」と丁寧なご返事をいただいた。

長年探していた本が慈恵に収納され、嬉しさはひとしおであった。

『看病の心得』の存在をもとに、慈恵の看護学の流れとその内容をひもとくことができて、平野恒子氏との出会いに感謝している。

おわりに

一八八五（明治十八）年に開設された慈恵の看護教育は、さまざまな出来事を乗り越え、継続されている。

現在は東京慈恵会に慈恵看護専門学校、学校法人慈恵大学に慈恵第三看護専門学校、慈恵柏看護専門学校、東京慈恵会医科大学医学部看護学科、東京慈恵会医科大学大学院医学研究科看護学専攻博士前期・後期課程がある。今、それぞれの学校が源流を一つにして、慈恵の目指す看護教育に向かっている。

草創期の慈恵の看護教育からは、誰も体験したことがない「看護婦」を職業とするために学び、看護とは何かを問い続けながら、病者の幸せを願い、自立した職業人としての道をたどった先人の姿が見えてきた。

最初の看護指導者リードが一八八六（明治十九）年に『米国長老教会婦人伝道局の機関誌』に書いた文章の中に「病院には三十人の看護婦が勤務し、彼女たちは今では看護婦と呼ばれることにプライドをもっている。病院にとても愛着をもっていて派遣されるときは喜んで出かけ、再び喜んで戻ってきている……」とある。看護婦たちが新しい職業にプライドをもてるように育てられたことは、その後の職業看護婦に大きな影響を及ぼし、現在へと道が続いているのではないかと思う。

筆者は、看護歴史研究を行ってきたなかで、史料収集時に多くの方々にご協力をいただいた。慈恵の看護に関係する史料は、皇室関係、教会、建築、写真、医学など多岐にわたっている。これらいろいろな分野の方々との出会いも楽しみである。専門家から見れば初歩的な疑問も丁寧に教えていただいた。そして、研究に関しての思いが伝わった時、おしみない手助けを受けたことを何度も経験している。そのことが、看護歴史研究の支えになっている。

誰もが自分の学んだ学校の歴史を知りたいと思った時に、研究に取りかかることができると思う。さらに、今できることは現在の史料を残すという作業をすることであろう。やがてその史料は過去のものとなり、真実を伝える力をもつことを信じて。

文献

全章にわたって参考にした文献

慈恵看護教育百年史編集委員会（一九八四）：慈恵看護教育百年史、東京慈恵会．

慈恵看護教育百三十年史編集委員会（二〇一六）：慈恵看護教育百三十年史、学校法人　慈恵大学．

東京慈恵会医科大学創立百三十年記念誌編集委員会（二〇一一）：東京慈恵会医科大学百三十年史　上巻・下巻、学校法人慈恵大学．

東京慈恵医院編、東京慈恵医院第一報告（一八八八）〜東京慈恵医院第八報告（一八九五）．

東京慈恵会医院、沿革記録、東京慈恵会．

第一章

フローレンス・ナイチンゲール（一九七四）：病院覚え書、湯槇ます監修、薄井担子ほか訳、ナイチンゲール著作集、第二巻、現代社．

久野明子（一九八八）：鹿鳴館の貴婦人大山捨松、中央公論社．

松山棟庵（一八八〇）：初学人身窮理、慶応義塾出版社．

ウイリアム・アンダーソン（一八七九）：看病要法、海軍医務局．

ウイリアム・ウイリス（二〇〇三）：幕末維新を駆け抜けた英国人医師―蘇るウイリアム・ウイリス文書、創泉堂出版.

第二章

本多銓講述、看護婦　解剖講義録、本多家文書、久喜市教育委員会.
本多博、女医本多銓子の思出、本多家文庫、久喜市教育委員会.
PUBLISHED UNDER THE DIRECTION OF THE CONNECTICUT TRAINING-SCHOOL, FOR NURSES, STATE HOSPITAL, NEW HAVEN, CONNECTICUT.（一八八〇）A HAND-BOOK OF NURSING FOR FAMILY AND GENERAL USE. LONDON J. B. LIPPINCOT & CO.
同窓会恵和会（一九三四）：恵和会報　第二号、恵和会.

第三章

アメリカ近代看護学史資料集成　復刻版（二〇一〇）：Edition Synapse
フローレンス・ナイチンゲール（一九七四）：病院覚え書、湯槇ます監修、薄井担子ほか訳、ナイチンゲール著作集、第二巻、現代社.
平野藤（一九五六）：米寿を迎えて、平野恒子発行.
Hirao M, Haga S, Kohiyama R:（二〇一〇）：M. E. Reade: The Pioneering Educator Of

Nurses in Meiji Japan, Jikeikai MEDICAL JOURNAL Vol. 57 No.4

小檜山ルイ（一九九二）：アメリカ婦人宣教師、東京大学出版会.

真山光弥（一九八六）：尾張名古屋のキリスト教、新教出版社.

明治神宮監修（二〇一四）：昭憲皇太后実録、吉川弘文館.

Richard Burton（一八九八）：Men of progress; biographical sketches and portraits of leaders in business and professional life in and of the state of Connecticut; Boston：New England magazine; p57–58.〔internet〕https://archive.org/details/menofprogress00her〔accessed 2015-11-18〕

第四章

同窓会恵和会（一九三五）：恵和会報、第三号、恵和会.

平野鐙（一八九六）：看病の心得、博文館.

メアリー・フレイザー著、ヒュー・コータッツィ編、横山俊夫訳（一九八八）：英国公使夫人の見た明治日本、淡交社.

MRS. HUGH FRASER（一八九九）：A DIPROMATIST'S WIFE IN JAPAN, No1, No2、HUTCHINSON CO

〈著者略歴〉
芳賀佐和子（はが・さわこ）
東京慈恵会医科大学医学部看護学科　客員教授
1968 年、慈恵高等看護学院卒業、東京慈恵会医科大学附属病院内科病棟に勤務。その後母校である慈恵看護専門学校の看護教員として後輩の指導にあたる。慈恵の看護教育 100 年を記念して、『慈恵看護教育百年史』の編纂に関わり、1984 年に発行。これを機に看護歴史研究に興味をもった。その後、1992 年に開学した東京慈恵会医科大学医学部看護学科の開設準備にあたり、開学と同時に基礎看護学の教員となり、2012 年に定年退職を迎えた。2016 年に発行した『慈恵看護教育百三十年史』の編集にも関わった。
日本で最初に看護教育を始めた慈恵の歴史をたどる旅は、40 年余り前に抱いた歴史への興味に導かれ、現在も続いている。

看護《かんご》の歴史《れきし》ライブラリー
日本《にほん》の看護《かんご》教育《きょういく》の始《はじ》まり
—高木《たかき》兼寛《かねひろ》と有志《ゆうし》共立《きょうりつ》東京《とうきょう》病院《びょういん》看護《かんご》婦《ふ》教育所《きょういくじょ》

2023年 8 月25日　初版第 1 刷 ©

著　者：芳賀佐和子
発行者：濱崎浩一
発行所：株式会社看護の科学新社
https://kangonokagaku.co.jp
161-0034 東京都新宿区上落合 2 -17- 4
Tel 03-6908-9005

表紙デザイン：伊藤滋章
編 集 担 当：角田由紀子
印刷・製本：スキルプリネット
ISBN978-4-910759-19-7 C3047